蘇活力

血流をコントロールして弱った身体をよみがえらせる

ドイツ・ボッフム大学永代教授
北関東循環器病院　病院長
南　和友

ACHIEVEMENT PUBLISHING

はじめに

「命とは何か?」

植物や単細胞生物にも命があります。命があることを〝生きている〟、ないことを〝死んでいる〟とするなら、区切りは明快です。

ところが、人間にとって「命とは何か?」を考えたときに「人間らしく生きるとは何か?」という問いに至らないでしょうか。

身体や精神を維持、向上していくこと——。それができる状況こそ、人間にとって〝生きている〟ということでしょう。

我々は、ただ生きるだけではなく、「健康に生きたい」と考えます。しかし、多くの人がちょっとした頭痛、気だるさ、意欲低下を感じながら、自分はまだ健康だと気に留めていません。じつはそれが、病気の前兆であることもあります。

脳から始まり、心臓などの臓器に異常がないだけでは健康であるとは言えません。健康とは、肉体と精神の両方が十分に機能している状態です。前述したような不定愁訴は、身体がなんらかの異変を知らせているのです。では、なぜそのような状態になってしまうのでしょうか?

先天的な要因を除いて、私の元を訪れる患者さんの大半は、悪しき生活習慣が原因で健康を損なっています。いわゆる生活習慣病から病気を引き起こしています。

生活習慣病とはよく言い得たもので「朝7時に起きて、7時半に和食中心の朝食を取り、その後トイレに行く」といったことは、すべて生活習慣です。「寝坊した挙句、朝食を抜いて、仕事に追われ昼食を15時過ぎに食べる。時間がどんどん後ろにずれ込み、22時ごろに帰宅して夕食を取る」というのも生活習慣です。ほかには「買い物以外は何もせず、1日中ソファでテレビを見ている」というものもあるかもしれません。

こんな毎日を送っていれば、自律神経が乱れます。それがさまざまな疾病を引き起こす原因になります。

身体の不調を訴える人は、医者から決まって同じような指導を受けます。

「規則正しい生活をしてください」

「暴飲暴食をしないでください」

健康になるための方法は、じつは誰もがわかっています。でも、なかなかできるようにはなりません。自然に身についている人から見ると「どうしてそんな簡単なことができないの？」というほどのものなのですが、習慣とは簡単に変えられないものだという意識があるのかもしれません。不健康でも「病気じゃないから」と、不健康な生活を続けています。

しかし、実際「不定愁訴を自覚していても、いまの生活習慣を改められない」理由は、医学的に説明できます。大きく言えば、すでに心身が病に侵されている状態なのです。

私は〝あること〟に気がつき、実践することで多くの人がとっくに定年退職している67歳の今も現役の心臓外科医として働いています。

それは自律神経を整えて血流をうまくコントロールする健康法です。このやり方は、健康ばかりでなく、人生に充実感までもたらします。

元気のある人を指して〝活力がある〟と言いますが、まさしく活力がみなぎるから、人生を楽しめて、ますます元気になっていくのです。

本書では、私が実践する病気知らずで活力ある生き方を実現する方法を詳らかに紹介していきます。そして、裏付けを知っていただくために、わかりやすい医学的な知識の理解を求めます。年齢は関係ありません。ちょっとした意識の向け方しだいで、心身の健康は誰でも手に入れることができます。

たった1つのことを心掛けるだけで、日常生活が自然と〝元気〟に彩られていく。その意味を一緒に考えていきましょう。

蘇活力

血流をコントロールして弱った身体をよみがえらせる

目次

第3章 60歳を超えてからの活力ある生き方

第1章

いつまでも元気でいられる人

良い死に方、悪い死に方

健康を考える前に、死に方を考えたことはあるでしょうか？

私は、人には、良い死に方と悪い死に方があると考えます。死んでいく人と、残される人、2通りの観点で見てみましょう。

脳出血や心筋梗塞になり、あっという間に亡くなってしまった場合、本人にとっては痛みが少ないので良い死に方かもしれません。しかし、家族にとってはお別れも看病もできませんから、悔いが残ります。

一方「がんを患って6ヵ月の余命です」と言われた場合、本人にとっては痛みに耐える苦しい時期が続きますが、残された人は最後まで看病できるため良い死に方ということになるのかもしれません。

誰もがいつか死にます。健康を増進するために、死生観はとても重要です。その時になって、本人が「良い人生を過ごした」と思えるためには、仕事でやりたいことが全うでき、家族や周囲の人とたくさんのものを分かち合えたという実感が必要でしょう。

私は、健康的な生活習慣が身についているので、突然心筋梗塞になることはないでしょう。交通事故や、いわゆる〝ピンピンコロリ〟も望みません。いつかは身体が朽ちていくので、それを受け止めて後悔しない生き方をしたいと思います。

良い死に方とは、どれだけ充実していると思える瞬間をたくさん味わってきたかに関わってくるのだと思います。

健康でいるメリット

身体と精神が健康なら、やりたいことができます。自由に動けるのは健康があってこそです。

臓器に疾患があったり、精神が病んでいるなど、何か1つが欠けていると、やりたいことができなくなります。健康は、人間らしく生きていく上では欠かせないものです。

私の場合は「現役を続けていきたい」という思いが、健康への意識につながっています。現役を続けるためには健康でいなくてはならない。そのためには、どうしたらいいかと考えます。「〇〇したい」が先にあれば、それを成し得るために健康が必要、という結論に至るのです。

「老い」を感じるとは、ある程度、先が見えることですから、寂しい気持ちにもなります。若いころほど何かを積極的にやっていこうという気にはなれないかもしれません。

私も20年前は、もっともっと向上したいという思いが強くありました。成長するためにできることはすべてやりきったという自負がありますが、これ以上伸びるとは考えにくい。

むしろ、視力が悪くなったり、手が震えたり、足腰が弱って長時間立てなくなったり、生きている以上、いつかは自分の能力が下降線をたどる時期が訪れます。体力的なものだけでなく、情熱や意欲といった精神的な部分も同様です。そのときが近づいていることは、否が応でもわかるのです。

反面、経験を積んだ分だけ、ゆとりが出てきているのも確かです。若いころには、セオリーどおりにやったつもりでもうまくいかなかったり、過去にうまくいった手術も失敗してしまうこともありましたが、経験を重ねるにつれて、精神的なゆとりが生まれ、手術室の張り詰めた空気は良い緊張感に変わり、リラックスした集中力を発揮して手術に臨めます。

これはすべての分野において言えるでしょう。年齢を経てからは経験を積んで得た〝ゆとり〟を活かすことで、やれることが増えていきます。すると、やりたいことも尽きなくなります。人生が新たな輝きを放ち始めます。

活力のカラクリ

ゆとりは、時間の使い方にも大きく影響します。２００５年に日本に戻ってからは大学の教授や院長職といった仕事もあるので手術の執刀件数は減りましたが、若いころは、診察や手術など、患者さんに関わる仕事に時間のほとんどを掛けていました。論文を書く時間だけはなんとか捻出していましたが、さらに時間を作って本を書くようなゆとりはありません。

ドイツにいるあいだは、毎日5～6件の手術をこなしていました。ただし、経験を重ねるにつれ、手術の件数が変わらなくても、朝や休憩時間を有効活用して、趣味や仕事以外のことに徐々に時間を割くことができるようになったのです。

多くの人は、生産的でない会議を延々と続けたり、効率よく作業すれば時間内に終わる仕事を夜遅くまで残業しています。時間の使い方が上手くなれば、定時に帰ることはさほど難しくありません。

私の部下は、基本的には18時か19時には帰宅します。私が東京の大学病院に赴任した当初は、これまでの習慣から22時ごろまで病院にいたのですが、私が18時に帰るのを見て、1年も経たないうちに全員が早く帰るようになりました。こなせる仕事量が減ったのではなく、能率が上がっているのです。

忙しくしているから、時間を有効活用できているというわけではありません。もちろん、反対に何もせず家の中でゴロゴロしていても、時間を浪費するばかりです。どちらも人間らしい生活とはかけ離れています。大切なのは、精神的なゆとりを確保しながら、中身のある人生を過ごすことです。充実していると思える瞬間をたくさん味わうことで活力もみなぎってきます。

私にとっては、美しい絵画を観たり、訪れたところのない場所へ旅行をするのは、家族と過ごしたり、患者さんと向かい合う時間と同じくらい大切です。本を読んだり、映画やお芝居を観るのも同様で、感性を向上させて、ゆとりを生み出すことにつながっていきます。

大竹しのぶさんが出演している「エディット・ピアフ」を観たと部下に話したら「よくそんな時間がありますね?」と言われました。

しかし、自分の人生ですから、好きなことを存分に味わえる時間を少しずつでも取ることです。時間はないのではなく、自ら作っていないだけです。

自分の感性を刺激して物事を深く味わえるような新しい体験は、健康にも良い影響を及ぼします。その理由はのちほど詳しく述べていきます。

生きるとは命を実感して歩むこと

ゆとりの大切さをもう少し考えてみましょう。

ひとつのことに没頭し、一生懸命やるのは、仕事で成功するためには大切ですが、そればかりになってしまうと知識や教養、感性の広がりがありません。

自分の専門とする領域しか知らないのは、きつい言葉を使えば〝専門バカ〟で、人間らしい生き方とは思えません。ゆとりを持って感性の幅を広げ、人と人との交わりの中から、人生の豊かさというものが生まれてきます。実りある人生だという実感が、健康を育むのです。

医者であれば患者さんの生活から病気が起こる背景を理解し、健康指導をしなければいけません。手術で心臓を治したとしても、退院後に患者さんが元の生活パターンに戻ってしまえば再発リスクは高いままだからです。

そんなときは、絵画や音楽、読書など、専門分野以外で鍛えた感性が非常に役立ちます。「私は心臓の専門家ですから、心臓病のことしか聞かないでください」では、患者さんをほんとうに健康にすることはできないのです。

最近の若い医者は診察時にどのような仕事をしてきたのか、まだ現役で仕事をしているのか、どのような趣味を持っているのかということを尋ねなくなってきています。「なぜ知ろうとしないのか？」と質問すると、「個人情報ですから」と答えた研修医がいました。患者さんの生活習慣を把握することがいかに大切かをわかっていなかったのです。

実際、心臓に違和感をおぼえて診察に来た患者さんの話を聞いてみると、じつは仕事が思うようにならず、精神的なストレスによって自律神経のバランスが崩れてしまっているということも多くあります。

精神的な安心感、安定感というものは、本人が思う以上に健康に大きな影響を及ぼします。もし、健康法や一般論をなぞるだけで生活習慣を変えることができないというのなら、そもそも健康の意味や意義を考えていないのでしょう。

明確に病気として診断されていなくても、活力がないのはどこかがおかしいのです。心臓病や糖尿病、腎臓病などであったとしても症状として表れないこともあります。たとえば「足がむくんでなんとなく元気もない」という人はたくさんいますが、心臓に不具合があって血液循環が良くなかったり、腎臓が悪くて尿が出にくくなり身体に水分が溜まってしまう、というのはむくみの典型的な原因です。

器質的な異常がなければ、自律神経のバランスが崩れています。ほんとうに身体が健康なら気力や活力がみなぎるはずです。〝心身〟とはよく言ったもので、体力が落ちると気力が落ち、無気力になるとだらだらして、ますます身体を使わなくなります。「なんとなくやる気が湧かない」「外出は億劫だ」などは、隠れた病気やその前触れであると言えるでしょう。

年齢を問わず、健康診断はオールAなのになんとなく気力が出ないという人は相当数います。手足が冷たくなったり、夜にやたらと汗が出るなどは、自律神経が失調している人の典型的な症状です。器質的な不調ではないので健康診断では判別しにくいのです。次の項目で自分が当てはまっていないかチェックしてみてください。

【隠れ自律神経失調症のチェック】

□手足が冷たい
□暑くないのに汗が出る
□食欲が失せる
□感情が不安定（いらいらしたり、悲しくなる）
□夜なかなか寝られない（早寝早起きができない）
□やる気が起きない（気力がない）
□暴飲暴食をしがち
□感情を示さない、感動しない

チェックが2つ以上あると危険信号で、自律神経失調症の前兆と言えます。実際に自律神経失調症と診断された場合、安定剤などの薬を飲まなくてはなりません。

また、自律神経失調症をきっかけとしてほかの病気を発症するケースも少なくありません。自律神経失調症から免疫力が落ちて、がんになってしまう人もいます。チェック項目が多く当てはまりながら、「まだ大丈夫だろう」と同じような生活を続けていると、一定期間経ったときに病気になります。隠れ自律神経失調症の人は、なんとなく不調という状態が続く程度なので危機感がないのですが、10年、20年経つとがんや心臓病、腎臓病、糖尿病、うつ病になる人もいます。

高齢者で前述のチェックに当てはまる人は隠れ自律神経失調症ですが、すでに病気として発症している場合も多く、そちらの治療がなされます。当然、生活習慣の指導が含まれます。

多くの人は、時間的な余裕のなさやお金の危機感が自分の健康に先立って、不調を感じつつ根詰めて働いていたりしますが、それは大きな間違いです。健康でなければ働けず、お金を稼げなくなります。治療費などで高額なお金がかかります。また、失った健康は取り戻せないケースもあります。

病気でなければ必ずしも健康であるとは言えません。本来の健康とは、身体のだるさや疲れ、不安感といったものはなく、つねに心身が活力に満ちている状態です。ですから、自然とやりたいことがたくさん生まれてきます。自分の人生にとってほんとうに大切なものは何かを考えて、健康の基準を上げてください。

これは、ただ休むということに留まりません。たとえば、定年で人とのつながりがなくなったために心身が不調になってしまうケースは、働き盛りのころに仕事関係以外の人との交流、趣味や感動する習慣がなかったというツケが回ってきてしまったと言えます。

ですから、真の健康の意味が腑に落ちると、引いてはどう自己実現したいかという発想に至ります。そこに健康になるための有効な知識があれば、生活習慣を改めようと思えるはずです。

ゆとりの時間を少しでもいいので確保しましょう。その時間で、自分にとっての健康な状態、健康でいることの意味を考えてみましょう。

一流（本物）に触れる

心身の健康を維持するために私が提唱するのは、自律神経を整えて血流をコントロールする健康法です。自律神経は巷の健康本でもよく取り上げられるテーマですが、私のアプローチは、ただ機能的に自律神経を鍛えるのではなく、精神的な健康づくりもめざしています。心身共に活力に満ちていれば、人生が充実します。

私自身もこの方法を続けてきて、この年齢（67歳）を迎えても全く大きな病気に罹ったことがありませんし、身体の調子が良くなる以上に、心が豊かになり、いくつになっても感動と意欲に満ちた日々を過ごしています。

裏付けを論じるために、易しい医学的な知識も説明しますが、やることに難しいものは一切ありません。

この健康法を実践していくと、身体が元気になるだけでなく、心も満たされていきます。その喜びを味わうために、どんどん好奇心旺盛に新たな発見・感動を求めるようになります。

たとえば、私は若いころから芸術に触れるようにはしていましたが、10年ほど前から「買うなら本物を」と考え始めました。

経験を重ねるたびに感動を深く味わいたいから、ますます一流に触れたくなるのです。いまは、複製画を買うくらいならお金を貯めて本物を求めます。どうしても手が届かなければ、暇を見つけて美術館などに足を運んでいます。感動が動機付けになって、頑張ろうとせずに自然と行動意欲が湧いてきます。

中年以後の健康は、自己実現の先に何を求めるかで変わってきます。自分が芸術に触れて成長してきて、お金も十分にあるなら、美術館に寄付をするなど、多くの人と共有したい心持ちが生まれるのではないでしょうか。

自分が得てきたものを分かち合おうとするのは、精神的に豊かだからです。一流の質を享受し、触発されて、本物になろうとすることで、心身共にますます充実し、健康になっていきます。

逆に、経済的余裕があるにもかかわらず〝複製品〟に囲まれて生活していると自分自身が〝二流品〟になっていることさえ気づかずに人生を過ごすことになるでしょう。

いつまでも情熱を失わない方法

人は食べた物をエネルギーにして活動していますが、一般に「活力がない」「活力に溢れている」と言うときの〝活力〟とは〝情熱〟とほぼ同意です。「絶対成し遂げてやるぞ」と思えたり、「どうすれば達成できるのか?」と考えるのは、まさに活力、すなわち情熱を持っている証です。

年を取ったから情熱が薄れるわけではありません。私にとって「医療」とは使命感の尽きることがないテーマです。健康を損なってしまった人の力になることには、やりがいを感じますし、一人ひとりの患者さんが健康になっていく姿を見て、大きな感動をおぼえます。

しかも、患者さん本人の感動が、感謝という形で返ってくるのです。医者はそうした二重の感動(与える、受ける)を深いところで共有することができる職業です。

それこそが、私の原動力です。もし、使命感が燃え尽きたときには、働く場所や健康状態が許しても、仕事を続けられないでしょう。

人体のエネルギー源は食べ物ですが、食べるだけで情熱は出てきません。目的を持って活動しているとき、感動を伴うものが情熱です。

ダンス、絵画、野球など、どんなものでも共通しますが、「感動するとき」には自律神経のうちの交感神経が活性化して、活動ホルモンの一種であるアドレナリンが出ます。その後、副交感神経が優位になり、エンドルフィンという快感のホルモンが出ることになります。

何かを達成しようとするときにアドレナリンが出ます。達成すると「やった」という昂揚感があり、アドレナリンの血中濃度が下がってエンドルフィンが多く出ることで、心臓の鼓動が下がり、気持ちいい汗が出て爽快感を感じるのです。

アドレナリンの分泌自体を「気持ちよくなる」と誤解している人が多いようですが、そうではありません。ジョギングも「走ること」＝「昂揚感」だと思われがちですが、交感神経が刺激されたあと、時間差で副交感神経が優位になるから〝気持ちいい〟につながるのです。

激しいスポーツをしているときはつらくても、終わったらまた「やりたい」という気持ちになるのはこうした自律神経の働きがあるからです。

出不精は自律神経の乱れ

自律神経とは、交感神経と副交感神経の2種類があり、体中の血管や臓器に張り巡らされています。驚いたときや興奮したときには、交感神経が活性化されています。交感神経が活性化すると、血管が収縮し、血圧を上げようとします。

また、同時に副腎を刺激してアドレナリンを出します。アドレナリンは、交感神経の興奮で収縮した血管や毛穴をさらに締めたり、脈拍を早めたりして、身体を緊張させて奮い立たせるホルモンです。同時に、身体をリラックスさせる副交感神経も活性化されますが、最初は交感神経より劣位です。

自律神経はすぐに作用し即効性がありますが、瞬間的なものです。やや時間があってホルモンが作用するため、その反応が持続されます。

自律神経は必ず交感神経が先に反応し、アドレナリンが分泌されます。そして時間が経てばその作用は収まってきます。すると、次に副交感神経が優位になり、エンドルフィンというホルモンを出します。副交感神経とエンドルフィンが脳を「気持ちいい」という状態にさせ、血管や毛穴が広がり、脈拍は落ち着いて、汗が出てきます。これが自律神経の作用の仕方です。実際は交感神経が働いているときにも副交感神経は働いていて汗も出ているのですが、走り終わった途端に一気に汗が噴き出すように、順番としては交感神経のあとに、副交感神経が優位になるのです。

気持ちのいい状態を味わうためには、副交感神経だけを活性化すればいいように思えますが、副交感神経は交感神経に付いてくることしかできません。交感神経を活性化させずに副交感神経だけを刺激することはできないのです。

2013年5月23日、冒険家の三浦雄一郎さんが、世界最高齢でエベレスト登頂を果たしましたが、私たちが想像する以上に自律神経が鍛えられていて、アドレナリンとエンドルフィンの作用が全身に働いていているはずです。

もし、私たちが真似していきなりエベレストに登ろうとしても絶対にできません。肉体が付いていてこないのはもちろん、外気温がマイナス何十度にもなると、登ろうという気持ちそのものが萎えてしまうはずです。

慣れない環境に挑むためには、交感神経と副交感神経の両方を高めなくてはなりません。この2つは、鍛えて高めることができます。

定年まではバリバリと働いていた男性が、リタイアした途端に家でゴロゴロとする毎日を送っている。「少しは外に出たら?」

自律神経とホルモンの作用

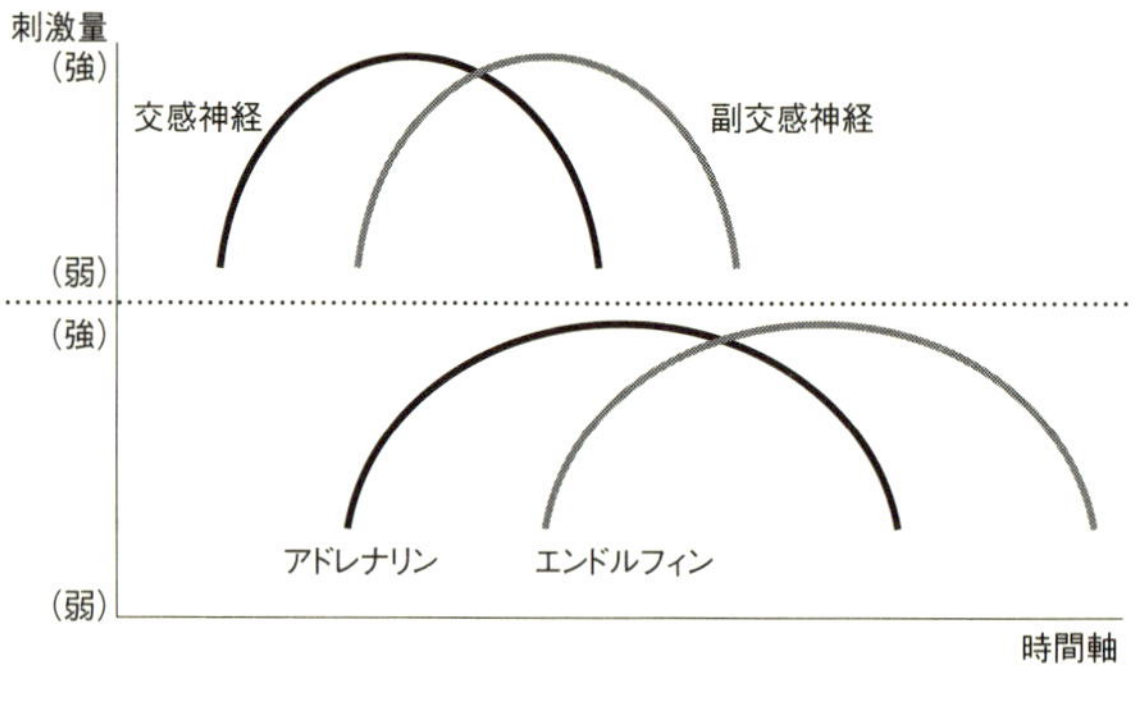

と声を掛けても「家に居たほうがラク」なんて答えが返ってくる。

これは、自律神経をバランスよく鍛えてこなかったからです。本人が「健康のために少しは出歩いたほうがいい」と自覚していたとしても、身体が付いてこないのですから、改善しにくいでしょう。

下図のように概ね現役で働いているときは交感神経過多で、定年を迎えたあとは一気に副交感神経優位になって家でテレビばかり見ているというふうになりがちです。

先述したように、自律神経の作用で血流が変わり、身体の活発度が左右されます。そのため、ライフステージによって自律神

一般的な生涯の自律神経のバランス

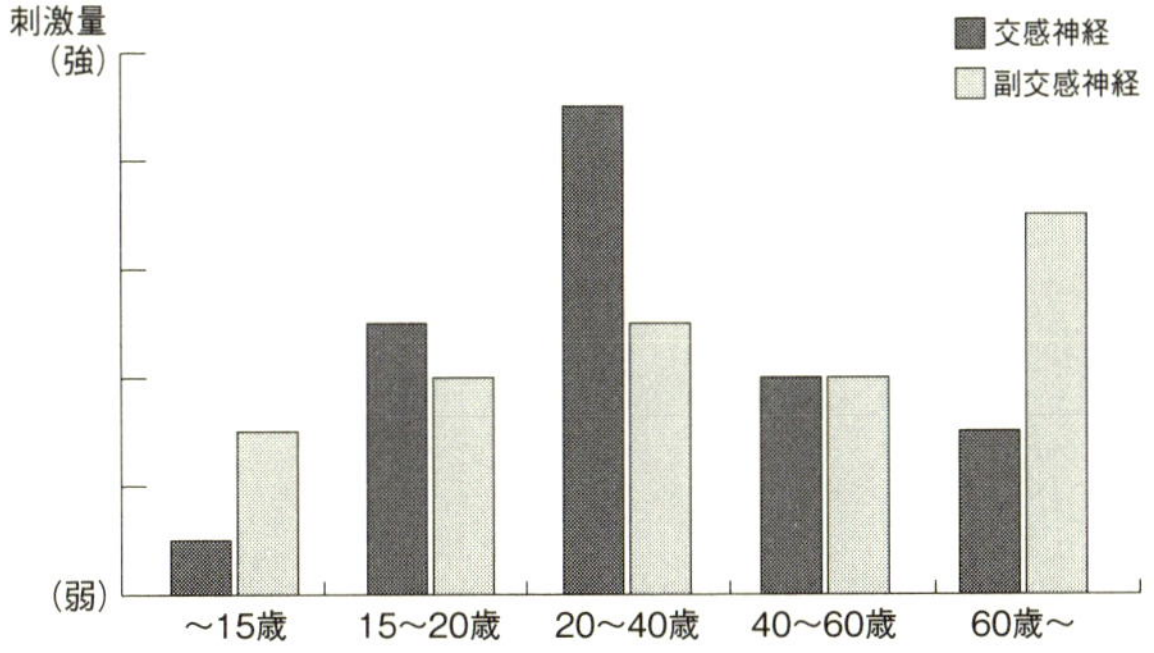

経のバランスの取り方を変え、血流をコントロールしなければいけません。

定年前は、ほとんどの人が交感神経過多

忙しいプロジェクトが終わったあとや定年後に突然意欲がなくなる。これは一種の「燃え尽き症候群」です。交感神経ばかりを働かせていて、副交感神経をしっかり鍛えていないときに起こります。

通常は交感神経の働きに副交感神経は付いてこようとします。ところが、リラックスできる時間がなかったり、休憩を入れないことで、副交感神経が優位に立つ場面が減ると、徐々に交感神経過多になってきます。すると、ある日突然、交感神経と副交感神経のバランスが大きく崩れて、なんの意欲も湧かず、快感も味わえない。無気力状態に陥ってしまうのです。

これを避けるためには、一生懸命に活動しながらも、適宜、行動の成果を味わい

「気持ちいい」と感じる瞬間が必要です。

交感神経ばかりを優位にした状態で血管を締めて、自分を奮い立たせながら目標に取り組み、達成しても、副交感神経を意識しなければ爽快感が伴いません。そういう人は、なんとか達成感を味わおうと、また次の目標に向けて頑張ります。

でも、そのときに必要なのは、ちょっと立ち止まってみることなのです。目標を細かくして、その都度「やった！」と達成感を味わうことです。目標を達成したあと、こまめに喜びを噛み締める習慣をつければ、燃え尽きることなく、前向きに努力していくことができます。

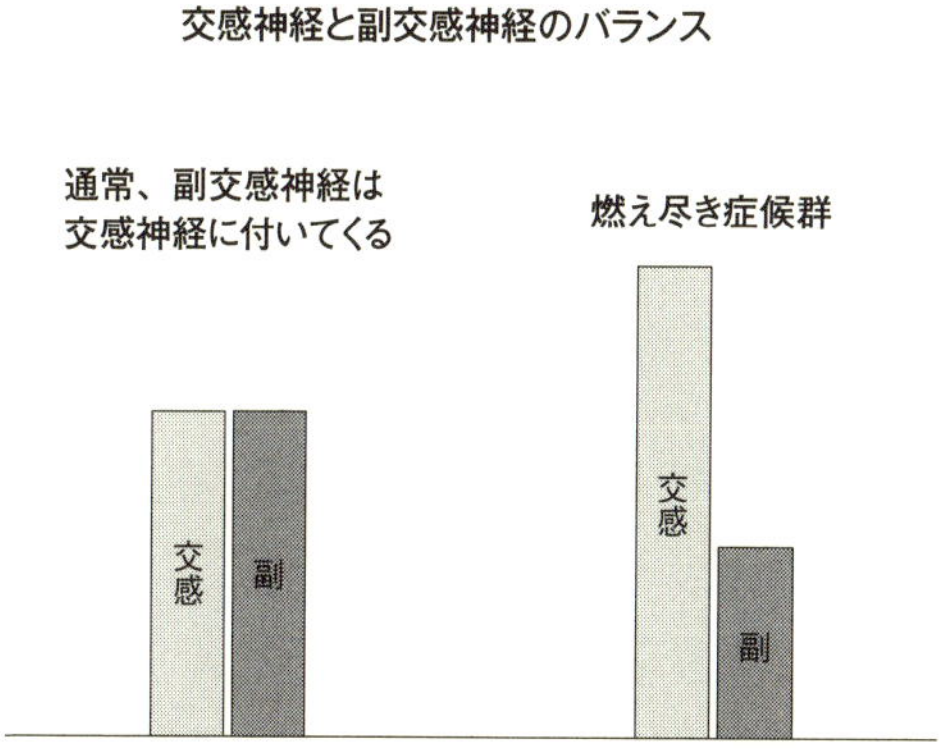

大切なのは、交感神経と副交感神経をバランスよく働かせることです。たとえば「おいしい」と食事を楽しんでいるときは副交感神経が働いています。しかし、忙しく仕事をしている人ほど、食事もままならないものです。食事をゆっくり味わえているかを振り返るだけでも、交感神経過多に陥っているかどうかがわかります。

現代人に必要な休む技術

交感神経と副交感神経がバランスよく働いているかどうかは、対面して少し話せばたいていわかります。

自律神経を鍛えず、交感神経過多で仕事をバリバリとこなしている人を見ると、血管を締めてばかりで心筋梗塞になりはしないかとビクビクしてしまいます。

先日、一代で上場し、日本人なら誰でも名前を知っているであろう企業の経営者にお会いしました。一目見ただけで、神経を張りながら生活されているのがわかりました。「時々、ぐっすり眠れないことがあるんじゃないですか?」と聞くと「そうなんです。睡眠薬を飲んでいて……。わかりますか?」と驚いたように言います。

食べ方もせわしなく、リラックスして味わっていないことがわかるのです。

「今でも少し肥満気味だし、その食べ方を改めないと10年後には高血圧と糖尿病、心筋梗塞の恐れがありますよ」と伝えました。

このようなタイプの人は、ストレスを買って出ているのです。安心できないので、色々なところに神経を張り巡らせているのですが、それではますます気が休まりません。そして、幸か不幸か、ストレス耐性が上がっていきます。

自律神経のレベルの高さを、私は閾値《いきち》と呼んでいます。ちょっとのことで交感神経過多、副交感神経過多になる人は、閾値の

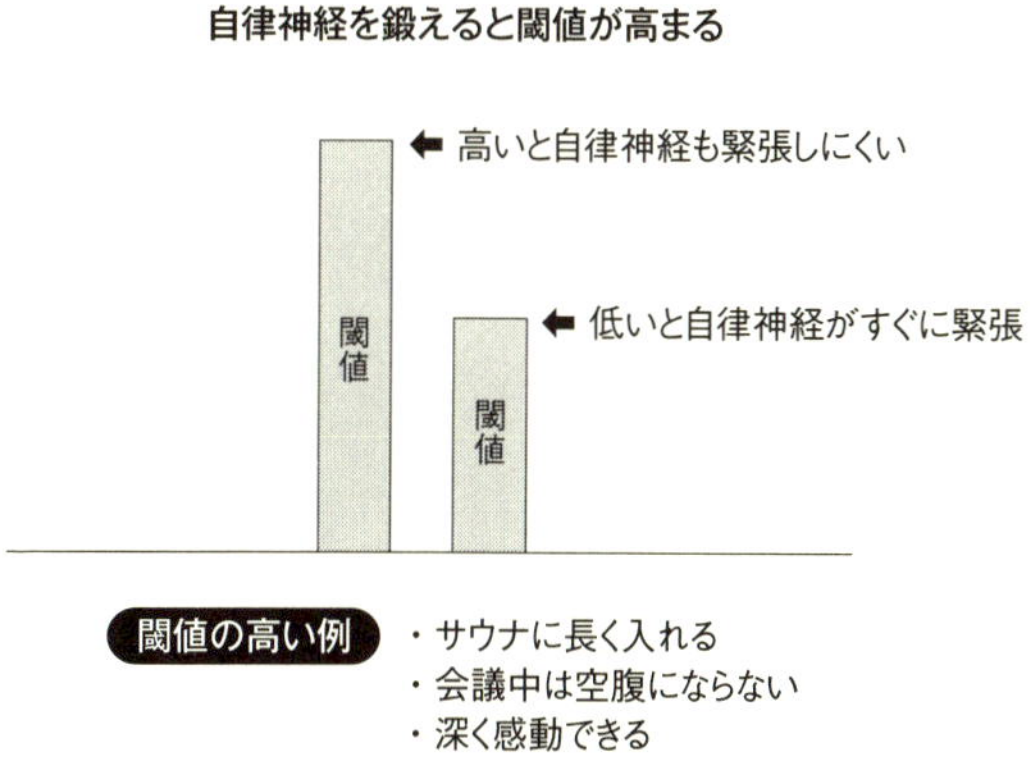
自律神経を鍛えると閾値が高まる
高いと自律神経も緊張しにくい
低いと自律神経がすぐに緊張
閾値
閾値
閾値の高い例
・サウナに長く入れる
・会議中は空腹にならない
・深く感動できる

低い人です。

エベレスト登頂の例で言うと、過酷な環境にも冷静に一歩一歩進める人は交感神経の閾値が高く、逆に寒さにめげたり、疲れてあきらめてしまう人は、閾値が低いんです。また、副交感神経の閾値が高い人は、感情を深く味わうことができ、すぐに感情的になったり、ちょっとのことで泣いてしまう人は、閾値が低いと言えます。

先ほどの経営者の場合、閾値が高く、ストレスに強いので自分の意識では「まだまだ頑張れる」と思っているのでしょうが、閾値は際限なく上がるわけではありません。人間ですから限界もあり、それが身体の不調となって表れます。身体は不眠でイライラするという症状によって「休みなさい」というメッセージを送っているのですから。それでも頑張り続けると、さまざまな病気の引き金になります。

「このままでは10年後、心筋梗塞を起こします」と伝えても、改善できないのは、自覚症状がまだ軽いからでしょう。「病気に罹っていないから大丈夫」ではありません。不定愁訴があれば、健康ではない。つまり正常な状態とは言えないのです。

十分な休養があれば、自然と活力が湧いてくる

日本人には悲しいくらい休む習慣がありません。私は「このまま続けたらオーバーワークになる」と思ったらすぐに休みます。身体の声に耳を傾けているので、適宜休みを取っています。

ほんとうに健康を気遣うのならば、時には早退したり、事前に有休を取得することも必要です。「一段落ついてから」と考えたために、休む前に病気になってしまったら後の祭りです。

しかし、交感神経過多の生活を送っている人に、「休みなさい」と言ってもなかなか休めません。

・イライラすることが多い

・寝つきが悪い
・食欲がない
・身体がだるい
・帰宅後や休日に何もする気が起きない

このような症状は「このまま続けたらおかしくなってしまう」という身体からのサインです。ただ、頑張り続けている人ほど、頑張ることが生きがいになっていますから、頭で「もっと頑張らなきゃ」「これぐらいで泣き言を言っていられない」と、いまの状態を維持しようとします。脳が求めることをするために、身体を付いてこさせる。頭で「まだ大丈夫だ」と思うから、無理が利くと思い込んでしまう。

無意識のうちに誰もがやっていることですが、自然な生き方ではありません。身体の声には気づきにくいからこそ、常日頃から意識的に身体を守る生活習慣を築くことが、結果として長く自分を生かすことにつながります。

「休みを取りすぎると、なかなか動き出せなくなるので必要ありません」と言う人もいますが、それは休み足りないのです。

休みが十分あれば、身体は独りでに動き出します。私がドイツに務めているころは、3週間の夏休みがありました。はじめの1週間は、身体がまだ〝働きモード〟から抜け出せていないので、毎朝5時に目が覚めてしまいます。しかし、2週間目には朝7時ごろまで寝られるようになります。ゆったり朝ご飯を食べたり新聞を読むといった生活をしていると、身体が徐々にリラックスしていきます。

2週間目の後半くらいで「美術館でも行こうか」「ドライブへ行こうか」という気持ちになってきます。少しすると、もっと動き出すようになり、3週間目に入ると、また朝5時に目覚めるようになります。「あと3日か4日でもう休暇が終わる」と意識すると、自然といつもの時間に目が覚めるわけです。身体はすっかりリフレッシュしているので「いくらでも働けるぞ」という感覚になります。

正しい生活リズムを保つスケジュールの立て方

冒頭で述べた〝悪しき習慣〟とは、単なる食生活や生活リズムの乱れを指しているのではありません。人間らしさを失った生活。つまり、自律神経に対する刺激が強すぎる、もしくは弱すぎる生き方だと思っています。

これからは心身の健康を第一に、自律神経のバランスを取って血管を締めたり、緩めたり、血流をコントロールする生活をしてほしいのです。

それには優先順位を付けることが不可欠になります。私のような職種の場合、仕事の最優先事項はシンプルです。どんなことをしていても、人の命に関わる急患を優先します。しかし、それ以外はしっかりと優先順位を定めています。

先日、海外出張に行く2週間前に、ある新聞社から取材の依頼がありました。ところが、やるべきことで予定は一杯で、出張前にはどうしても時間が取れません。結局、帰国後に取材をしてもらうことになりました。

無理矢理スケジュールを調整して、夜の時間に取材してもらうという方法も取れました。しかし、その時間に十分な集中力をもって取材に対応できるか、また、その後いつものようにリラックスして夕食をとり、翌日も朝早くから仕事に集中できるのかは、はなはだ疑問です。

なぜなら、夜の時間帯に取材を入れてしまったら、夕食は時間がずれ込み20時から21時になってしまうでしょう。就寝時間は23時か24時になってしまいます。朝は5時に起きますから、しっかりと休養が取れないことになります。翌日の朝に待っている患者さんたちに多大な迷惑をかけてしまうかもしれません。

そこまで考えると、よほどのことでないかぎり、生活リズムを犠牲にして予定を入れることはありません。

また、「食事をしながら取材すればよいのでは？」と考える人もいるかもしれません が、通常はリラックスできる食事の時間に、交感神経を優位にすることになります。そうすると、22時には眠れないでしょう。アドレナリンが収まり、副交感神経が優位になって身体が眠れる状態になるには、時間がかかるのです。

人間本来のバイオリズムから言えば「日の出と共に起き、日が沈んだら眠る」というのが自然な生活です。しかし、身体のリズムに合わせた生活の大切さをそれほど重要視していない人が多いようです。やるべきこと、やりたいことを優先して健康を犠牲にしています。

木曜日	金曜日	土曜日	日曜日	合計時間
5:00	6:00	5:00	7:00	
新聞、本などを読む	新聞、本などを読む		読書 9:00−10:30	運動 3:00
ラジオ体操、散歩		早朝ゴルフ 5:30−8:00		読書 4:00
				スポーツ 6:30
7:30	7:30	8:30	8:00	
カンファレンス 8:30−9:00	カンファレンス 8:30−9:00	東京:母、娘家族と食事会 13:00−15:00	ガーデニング展示会 11:00−13:00	体ケアー 2:00
外来診察 9:00−12:30	手術 9:00−15:00	原稿、メール 16:00−17:30	スポーツジム 14:30−16:30	仕事 54:45
昼食 13:45−14:15	昼食 15:00−15:15	買い物 18:00−19:00		睡眠 40:00
外来診察 14:00−16:30	回診 16:00−17:00			
温泉、マッサージ 17:30−19:30	運営会議 18:00−19:30			
9:00	12:00			
夕食 19:00	夕食 20:00	夕食 19:00		
20:00−21:00		20:00−22:00	19:00−21:00	
1:00	22:00	22:30	22:00	
緊急手術 21:30−24:30		緊急電話連絡 01:30−02:00		

著者の1週間の過ごし方

	時間	月曜日	火曜日	水曜日(祭日)
起床		4:30	5:00	5:00
新聞など読む	5:00−5:30	新聞、本などを読む	新聞、本などを読む	新聞、本などを読む
ラジオ体操、散歩	5:30−6:30	早朝ゴルフ 5:30−7:30	ラジオ体操、散歩	ラジオ体操、散歩
朝食	6:30−7:00			
出勤	7:00−7:30		休診	
仕事始め		8:00		7:30
仕事		カンファレンス 8:30−9:00 手術 9:00−13:00 昼食 13:45−14:15 回診 14:30−15:30 原稿書き 16:00−18:00 経営会議 18:00−19:30	面談 10:00−12:00 昼食 13:45−14:15 対談 15:00−16:00 面談 16:00−17:00 映画鑑賞 18:30−20:30	カンファレンス 8:30−9:00 手術 9:00−14:30 昼食 14:45−15:15 回診 16:00−17:00 メール 17:00−17:45 買い物 18:00−19:00
勤務時間		11:30	7:00	10:15
夕食		夕食 18:30	夕食 18:00	夕食 19:30
テレビ、音楽鑑賞				
就眠		22:00	22:30	22:30
緊急				

仕事以外にも遊びの誘惑や付き合いなどもあるかもしれません。ただ、さまざまな理由を付けて正しい生活リズムをあきらめ、自分で「そういう生活をするんだ」と開き直っては、悪い方向へ転がり続けるだけです。

毎日、日が変わってから寝るような人は、自ら病気を呼び寄せています。人によって症状は異なりますが、うつ病や高血圧、がんなど、恐ろしい病気に自分から近づいていると言えます。

緊急手術後もすぐに寝られる理由

いくら身体に従った生活リズムを保とうとしても、私の場合は夜中に緊急手術が入ることもあります。寝ているときは脈拍が50程度に下がります。夜中の2時ごろに急患が入ると、一気に110程度にまで上がるわけです。

一度緊張した神経は、そう簡単に休まりません。夜中の3時ごろに自宅へ帰ってきてもなかなか寝つけず、よく眠れぬまま朝5時を迎えて、いつもの習慣どおり身体が独りでに起きてしまうので、結局まともな睡眠が取れずに午後にはぐったり疲労感をおぼえる。こうしたことが40歳くらいまでは度々ありました。

とはいえ、同じことを何千回とやってきたわけですから、いまではさほど興奮しなくなり、脈拍も80程度に収まっています。自宅へ帰るころまでに50台にまで下がり、すぐに眠りにつくことができます。これは長年の経験によって手術に対する交感神経の閾値が上がってきたからです。同じ手術に対しても、40歳と今では精神的なゆとりが違います。これが取材や執筆であれば、手術ほど慣れていないため、アドレナリンがたくさん出てしまい、すぐに寝られなくなるでしょう。

また、緊急手術が入った翌日の過ごし方にも気をつけています。仕事はできるだけ早く切り上げて、帰宅後に好きな音楽を聴いたり、ぬるめのお風呂に入ったりしてリラックスする時間を長めに取ります。副交感神経を働かせて、無意識のうちに溜まっている疲れをケアします。

第2章

自己治癒力は簡単に高められる

健康で太っている人はいない

「ホメオスターシス」という言葉を聞いたことがあると思います。自律神経のバランスを整えるのに、ホメオスターシスの理解をおざなりにはできません。

人間の身体は、つねに流動的に状態を一定に保とうとしています。たとえば、何かに驚いて心臓がドキドキすると、身体は「驚かなくてもいいよ、大丈夫だよ」と落ち着くように作用します。脈拍を下げて、心臓の鼓動は収まってくるのです。

また、左に傾くと、自然に右へ戻そうとする力が働きます。耳には平衡感覚をつかさどる「カタツムリ管」という器官があり、リンパ液が溜まっています。身体がどちらかに傾くとリンパ液の平衡が崩れるため、戻して平衡を保とうとするのです。

ほかにもいくらでも例があります。消化できないぐらいに暴飲暴食すると、気持ちが悪くなって、吐き気をもよおすことがあります。胃が受け入れられる許容範囲を超えてしまったため、身体が反応して吐くという行為になるのです。

これらはホメオスターシスによるものです。同様に、運動したり仕事をしたあと疲れてぐったりしてしまうのは、身体が休息やエネルギーを欲しているためです。休養して体内に酸素を供給したり、壊れた細胞を再生することにより、ホメオスターシスを保とうとします。

その中で非常に大きな役割を担っているのが自律神経です。寒いときに放っておくと、身体はどんどん冷えていきます。身体の熱が外気に奪われないよう、交感神経が汗腺をぐっと閉めるので、鳥肌が立ちます。

また、ホメオスターシスが正常に働いていれば、太りすぎてしまうこともありません。本来、適正体重が50キログラムの人が60、70キログラムになるということは、異常な状態です。その異常に対して、ホメオスターシスは元に戻そうと働くはずなのです。しかし、栄養の偏った食事ばかりとっている、運動不足、ストレスが非常に強いなど、さまざまな要因で保てないことがあります。

自己治癒力とホメオスターシス

私たちはホメオスターシスによって、交感神経や副交感神経、ホルモンなどを作用させて身体を一定の状態に保とうとしています。これは病気になったり、不調のときも同様です。

たとえば、暴飲暴食が続くと、胃酸が大量に出て胃の粘膜がただれます。身体にとっては食事をとらないほうが良いため、自律神経が働いて食欲を落とします。胃潰瘍になった本人が食事を制限するべきだという知識も自覚もなくても「なんだか食欲がない」という状態になるわけです。

もし、何か食べてしまうと、副交感神経が刺激されて胃酸がたくさん出ます。胃酸が出ることでさらに胃の粘膜がただれて、潰瘍が悪化します。

胃潰瘍になったら、病院で食事療法をしたり、絶食にする場合もあります。回復が見られれば少しずつ食事をしますが、通常、食事をすると膵臓が働いてインシュリンが出るので、血糖値が下がります。血糖値が下がると食欲が出て、また食べたくなってしまいますが、胃潰瘍の人の場合、食べれば胃酸が出てしまうので病状が悪化します。これを防ぐために、ホメオスタシスによって食欲が抑制されるのです。さらに食事をしても消化・吸収力が低下しているためにインシュリンをあまり出さず、血糖値を下げないようにまで調節します。これぞ「自己治癒力」です。身体というのは、驚くほど優秀で、精巧にできています。

胃潰瘍の初期の場合は、治療では絶食をさせて胃酸を出さず、粘膜の回復を早めます。しかし、長期間絶食するわけにはいかないので、回復が見られなければ、少し食事をさせながら、胃酸が出てこない薬を使います。あまりにひどければ、潰瘍部分を切る手術をすることもあります。また昔は、胃酸が出ないように副交感神経を切ってしまうようなこともありました。

病気が悪化していれば手術や薬が必要ですが、ひどくなりすぎる前なら、ホメオスタシスによる自己治癒力によって完治します。

医者に診てもらえば胃酸の分泌を抑える効果のある薬を処方されます。医者に頼らず食欲がないのにとにかく精を出そうと食事を続けては逆効果です。正しい知識を身につけて、医者に質問していくことが大切です。

混同しやすいホメオスターシスと閾値

自律神経が働くのはホメオスターシスあってのことだとわかりました。

では、休養が必要になってくるのと反対に、あまり活動せず、交感神経を刺激することのない日々を送っているような人は、ホメオスターシスの働きで「運動したい！」という気持ちになるのでしょうか？

じつは、そう上手くはいきません。身体を動かさなくなると、交感神経の閾値が下がってきます。それにつれて副交感神経の閾値も下がります。お互いに下がってきているので、活力が生まれず、何かをしようとするときに、億劫になってしまうのです。自律神経のバランスが崩れているので、無気力になってしまう燃え尽き症候群と状態は同じです。

先に十分な休養を取れば、身体は独りでに動き出すと述べましたが、習慣として自律神経を鍛えておく必要があります。

42ページのスケジュールにあるとおり、私は運動する習慣があるので、運動量が足りなくなると、自然と身体を動かしたくなります。もし普段から運動していなければ、ホメオスターシスによって身体はその状態を保とうとします。長期間休んでも活動量が下がっただけで、急に運動量を増やそうとはならないでしょう。

薬に頼りすぎると病気が治りにくくなる

人間の身体は、怪我や病気、精神的な不調までも、その都度治そうとして動いています。ところが、それを知らずに薬に頼る人がたくさんいます。

頭痛になったら鎮痛剤、胃の調子が悪ければ胃腸薬、風邪気味なら風邪薬……。本来は、ホメオスターシスによって、薬に頼らずとも治るものが多いのです。

たとえば、風邪を引くとタンや咳が出ます。細菌やウイルスが身体の中に入ると異物と見なし、白血球がそれらを食べて分解します。その残骸がタンです。そのタンを外に出すために咳をするわけです。しかし、そのときに咳を止める薬を出したら、ウイルスや白血球の残骸が外へ出て行かなくなってしまいます。タンが切れやすい薬は、残骸を外に出しやすくするので悪くはないのですが、咳止め、抗生物質などは、安易に使うべきではありません。

自己治癒力を高めることが優先

擦り傷を負って身体に菌が入ると、それを殺そうとして白血球が寄ってきます。白血球が菌を殺し、その残骸が膿となり、やがてかさぶたになって元の皮膚どおりに修復されます。これが自然治癒です。

菌をすぐに殺そうと、抗生物質を注射したり飲んだりすると、薬の力によって菌を

咳によってウイルスや白血球の残骸を出している

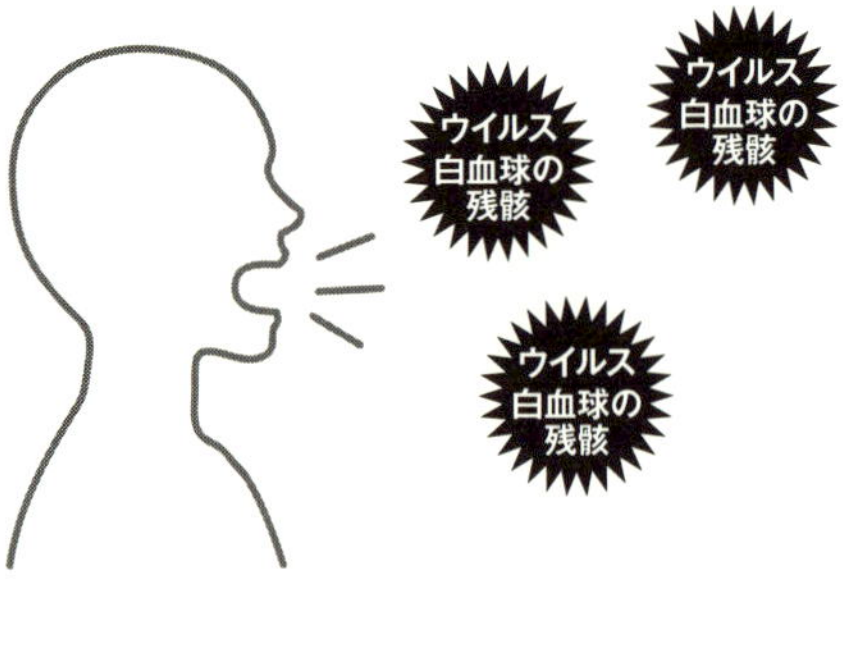

殺すため、身体を甘やかしたことになります。

また、現代の医学では、抗生物質の影響でほかの細胞が炎症を起こさないよう抗炎症剤を使いますから、患部の血流が減少し、ますます自己治癒力は鍛えられません。

自己治癒力の鍵

自己治癒力の鍵は、白血球の中にある顆粒球《かりゅうきゅう》とリンパ球です。顆粒球は、自律神経から命令があるとすぐさま発動します。

腕を強い力で叩かれると、ストレスを感じて交感神経が刺激されアドレナリンが出ます。すると顆粒球が出動し、その後にリンパ球も付いてきます。

ばい菌などが入ったとあれば、顆粒球はすぐに食いつこうとしますが、正常な細胞まで損傷してしまうことがあります。例えるなら、ボヤが起きたときに、消防車を出動して思いっきり水をかけるのが顆粒球です。ボヤはすぐに収まるかもしれませんが、周囲は水浸しになってしまいます。

リンパ球は菌を固めて動けなくしてしまいます。ボヤだから消防車で水をかける必要はないと判断し、周りに被害が及ばないように取り囲んで、自然に火が消えるのを待つわけです。

リンパ球は、菌に対する抵抗力（抗体）をつくる役割があります。この場合の菌を抗原と呼ぶこともあります。抗原が入ってきたら、身体に害があるかをリンパ球が調査し、必要があればタンパク質を抗原に合った形に変化させて（抗体）、抗原が身動きできないように包んでしまいます。

一方で、顆粒球は菌をそのまま殺しに行き、自分の細胞の中に取り込みます。こう

リンパ球は抗体をつくり、
抗原を動けなくする

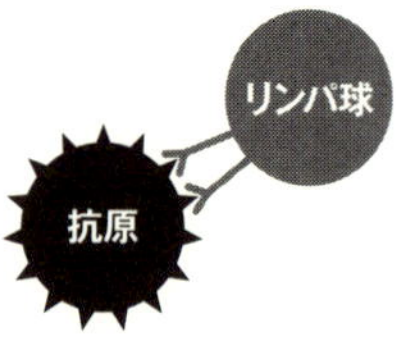

顆粒球は異物を食べて
膜ごと取り込む

した体内に入ったウイルスや細菌から身体を守る力を免疫力と言います。

交感神経が優位だと顆粒球が増え、副交感神経が優位だとリンパ球が増えます。休みを取らずにずっと働いているような人は、交感神経過多ですから、顆粒球が多くなりやすいのです。顆粒球とリンパ球、どちらも多すぎるのは問題で、バランスを保っているのが理想的です。

免疫力は自律神経に左右される

身体に抗原が入ったとき、それに対する抵抗力が働きますが、その対処法は大きく2種類に分けられます。

ひとつは、菌やウイルスを殺しにいくリンパ球です。顆粒球が菌を殺し、リンパ球は抗体をつくるように作用すると述べましたが、リンパ球の中にもいくつか種類があり、NK細胞（ナチュラルキラー細胞）と呼ばれるものは、異物が入ってきたときにやっつけようとする作用があります。

もうひとつは抗体です。免疫グロブリンと呼ばれるタンパク質で、菌やウイルス、感染した細胞などに合わせて形を変え、くわえ込んでしまいます。

リンパ球はそのときの菌を覚えて、抗体をつくるよう働きかけます。もう一度同じ菌が入ってきたときに、「以前危ない目に遭わされた菌だ」と、あらかじめつくられていた抗体を動員してやっつけるというわけです。

小さな菌でも身体は敏感に反応を示すので、臓器移植などをすると大変です。人間のこぶし大の臓器が入ってくるわけですから、菌と比べたら恐ろしく大きな異物です。すさまじい拒絶反応を起こします。顆粒球やリンパ球を総動員して身体を守ろうとするので、そのままにしておくと心臓ほど大きな器官でも新しい臓器は機能できなくなります。それを防ぐために、薬で免疫力を落とすことになります。

自律神経の閾値が高ければ抵抗力も高い

人間の寿命は120歳くらいですから、病気や怪我をしなければ、その年齢までは生きられるはずです。ところが、ストレスや食事、運動不足などのさまざまな原因によって、抵抗力が衰えて病気になり、亡くなってしまいます。

「抵抗力がある」と言うとき、少しくらいの熱さや寒さ、菌やウイルスにも負けない身体のことを指しますが、これまで述べてきたようにそれは免疫力が高いからです。言い換えれば、自律神経の閾値が高いとも言えます。

身体は不必要なものを即座に察知し、排除するように、火消し役であるリンパ球を出動させると述べました。自律神経が鍛えられている人は、抗原を敏感に察知し、火消し役を迅速に出動させることができます。

ですから、予防接種をしていなくても症状が表れずに、抗体をつくれる人というのが出てきます。私も肝炎の予防接種や発症の記憶はありませんが、免疫抗体は陽性です。

世間を騒がせた風疹の問題は、子どものころにワクチンを打っていれば抗体ができているはずなのに、大人になって感染してしまう人がいるから起こりました。抗体は年数が経つと減少してしまうことがあります。

ワクチンとは、力を弱めたウイルスですから、風疹に感染するほどの風疹菌の力を100とすると、10ほどに弱めたものと考えると良いでしょう。それを身体の中に入れることで抗体をつくり、ワクチンではない風疹菌が入ってきたときにその抗体が働いて、感染しないようにするのです。

身体の細胞に活力がなくなったり、皮膚が衰えてしわになったりするのと同じように、抵抗力も年々落ちていきます。加齢に逆らうことはできませんが、自律神経を鍛えることでその低下を減速させることはできます。

帯状疱疹という病気は身体の抵抗力が落ちたときに発症する病気です。帯状疱疹ウイルスが身体の神経に沿って広がるために患者さんは激痛に悩まされます。

体力を消耗しているアスリートにも発症しますが、がんを患っている患者さんにも度々起こります。中には、帯状疱疹に罹ったために全身検査した結果、がんが見つかったという例もあります。

アレルギーは過剰な自己治癒

自己治癒力が裏目に出ることもあります。身体を守ってくれるはずの抗体が過剰に作用してしまうアレルギー反応です。

人によっては肌にクリームを付けたら荒れて真っ赤になり、かゆみを伴う、といった症状が起こることがあります。身体がクリームに免疫反応（アレルギー反応）を起こしているのです。

皮膚がクリームを異物と見なし、攻撃するためにヒスタミンを出します。ヒスタミンが炎症を起こしてかゆみとなります。その場合、治療として抗ヒスタミン剤を注射したり塗ることがありますが、身体が戦っているのをストップさせることになってしまいます。かゆみは取れても、免疫力を高めることにはつながりません。

かゆみ以外にも、何か異常があれば、免疫系が働いていると考えてまず間違いないでしょう。咳や熱が出たり、お腹が痛くなる、下痢をする、すべて身体が正常な状態に戻ろうとしているのです。

しかし、アレルギーについては、自分の免疫力が過剰になってしまった状態です。食べ物によって免疫反応を起こしてしまう人もいますが、これは害がないはずの食べ物も、その人の身体が悪いものと判断して一生懸命出そうとしている状態です。典型的なのは牡蛎アレルギーで、牡蛎のタンパク質に対して、過剰な抗体ができてしまい、以前はなんでもなかったのに、いつからか牡蛎を食べるたびに吐き気をもよおしたり、食中毒のような症状を引き起こします。

自律神経を鍛えればがんにならない

これまでの話をまとめましょう。

健康を保つためには、自己治癒力を高める必要があり、そのおもなものが免疫力です。免疫力を高めるためには顆粒球とリンパ球を働かせる自律神経を鍛えなければならない、ということになります。

自律神経の閾値が高ければ、自己治癒力が高まり、結果的に病気になりにくくなるのです。がんも同様です。

人間の身体は、細胞レベルではつねに壊れ、再生しています。60兆個の細胞のうち、毎日6000億個〜8000億個の細胞が壊れては再生しています。

たとえば、胃炎を頻繁に起こしていると、胃の粘膜が損傷します。そのせいで食物が十分に消化されず何度もゲップが出てくるため、胃酸が食道のほうに上がってきます。それが何度も起きると食道がただれ、食道炎を起こしてしまいます。身体はそういった不調を治そうと働き、細胞を再生させます。数千億個のうち、3000個〜5000個くらいは、正常な胃の粘膜細胞と違った異形細胞が生まれます。その中でとりわけたちの悪いものががん細胞です。

本来食道にあるべきではない細胞が生まれると「おかしいぞ」とNK細胞と言われるリンパ球が殺しにきます。そのようなことを繰り返して、日々がん細胞がつくられないようにしているのです。

ところが、ストレスが溜まり交感神経過多になると、釣られて副交感神経も過多になり胃酸がたくさん出て、壊れる細胞の数が増えます。必然的に異型細胞やがん細胞の数も増えて、NK細胞が殺しきれなくなるのです。

異型細胞の数が通常の範囲に収まっているとしても、リンパ球がうまく働かないことで異型細胞を取り残してしまうことも起こりえます。

つまり、異型細胞が増えすぎることと、リンパ球の働きが悪いこと。どちらか、あるいは両方によってがん細胞が発生しやすくなるということです。そして、自律神経のバランスが崩れたとき、その状態に陥りやすくなります。

第3章

60歳を超えてからの活力ある生き方

自律神経を鍛える9つの習慣

バランスよく自律神経の閾値を上げていくことで、自己治癒力が高まることをお伝えすると、「自律神経を鍛えるにはどうすればいいですか?」という質問を受けます。私は次の9つの習慣を挙げています。

1. 生活のリズムを整える
2. 食事は腹八分目
3. 運動をする
4. 五感を使う
5. 呼吸を意識する
6. 感動する

7. 情熱を持つ

8. 薬はほどほどに

9. 休暇を取る

9つの習慣は相互に関連していますから、一気にすべてやろうとするのではなく、できることから少しずつ始めてください。

最初の「生活のリズムを整える」に取り組んだ患者さんの中に「いつも遅くまで起きているため、たまに早起きをしたときにやることがないんです」と言う人がいました。「いまから朝食は早いし、会社に行っても仕方ない」とまた寝てしまうそうです。

ただ、身体は朝5時には活動モードに入り始めます。その時間に目が覚めたら、散歩などをしてみると、「運動をする」「五感を使う」も兼ねることになります。清々しい朝の時間に活動することは、とても気持ちがいいことに気づくでしょう。その後、6時に朝食をとればいつもよりおいしく感じられるはずです。それは「食事は腹八分目」「感動する」ことにつながります。

こうして9つの習慣は相乗的に高め合っていきます。結果、健康になり、ますます活力がみなぎってくるのです。

心臓病に罹っている人は、生活リズムが乱れているケースが多いです。「明朝8時から診ましょう」と言うと「先生、8時はまだ寝ているんです」と言います。それだけで、薬を処方するより、早寝早起きをして生活のリズムを整えたほうがよほど効果的だとわかります。

服用している薬の内容を見ると、たくさんの睡眠薬も飲んでいました。夜だらだらと起きて日付が変わったころに「明日病院に行かなきゃいけない」と思って睡眠薬を飲むのです。薬の副作用で、朝はなかなか起きられません。

これは、50代の働き盛りの人に多い傾向ですが、専業主婦の方でも、ご主人が出勤したあとに家で昼寝をしている人が多くいます。2~3時間も寝てしまっては、早寝はできなくなります。

昼寝をしても早寝早起きできるという方もいますが、身体が活動モードのときに長時間睡眠を取ると、自律神経のバランスが崩れて、閾値も上がらないので、今度は「何をするにも億劫だ」と無気力な状態に陥りがちです。

まずは五感を使いましょう

9つの習慣の中でまず始めるとしたら、「五感を使う」をお勧めします。簡単に取り組めますし、何より現代の生活に一番欠けている習慣だからです。

五感は、さまざまなところで鍛えるチャンスがあります。レストランで食事をしているときに流れているBGMに耳を傾け「誰の曲かな?」と思いを馳せるだけでも、普段は気にしないものに気がつきます。

ホテルやデパートのオブジェなどに目を向けるのも良いでしょう。先日、ホテルのラウンジ近くに、大量の水が流れているオブジェを見かけました。私は仕事柄「あの水の量はどのくらいなんだろう? 心臓は1時間に7200リットルくらいの量が流れるが、その100倍くらいかな」と想像したりします。五感はすべてがつながっていますから、そうした体験が何かを見たり、経験したときに「あのときのオブジェと似ている」などと思い出すかもしれません。それが感動を引き起こしたり、新たな体験を味わう意欲を掻き立てます。

現在私の住まいと職場は群馬県にありますが、自然を感じて、五感を使う機会も多いので、ここに赴任できてほんとうに良かったと思います。

日本に帰国するきっかけとなった、日本一の心臓センターを造る計画が頓挫してしまったとき、数週間は私も後悔の念がありましたが、いまの環境は患者さんとしっかりと向き合い、後進の育成にも力を注げます。近くには温泉やゴルフ場もあり趣味を楽しめますし、自然に触れる機会もたくさんあります。

五感を使うと、豊かな時間を過ごせます。それが人生の充実感、活力につながっていくのです。

9つの習慣は相互作用している

9つの習慣の中で「感動する」だけが抜けている、「情熱を持つ」だけが抜けている」という人を私は知りません。たとえば、腹八分目の食事をしていると、胃腸の動きが良いので身体を動かしたくなってきます。運動したいという意欲は情熱の発露ですし、そのために早起きして健康的な1日を過ごすことができれば、非常に気持ちがいいですし、小さな感動を味わえるでしょう。

「感動する」というと、何か映画を見て涙するようなイメージを持たれる方もいますが、感動は日常的に味わえるものです。普段から意識してちょっとした心動かされる体験を探しましょう。

感動して鳥肌が立ったときの経験を思い出してみてください。まず交感神経が優位に働き、アドレナリンが出て血管を収縮させ、血圧が上がります。しばらくすると、血圧を上げすぎないように副交感神経優位になっていき、血管が開いて血流が良くなります。脳内ホルモンのエンドルフィンが出て爽快感を覚えます。これが感動の正体です。

自律神経が正常に機能していれば、交感神経が優位になったあと、必ず副交感神経が逆作用として働きます。そのバランスが崩れている典型的なパターンは、生活のリズムが乱れている人です。

人間の生体リズムは、「日の出、日の入り」に連動していると述べました。つまり、朝5時ごろまでに徐々に交感神経優位となり、独りでに身体が起き出してきて、夜9時ごろになると副交感神経が優位になって眠くなってくるのです。

「私は夜型だから」と言う人もいますが、それは習慣化されているだけで、交感神経と副交感神経のバイオリズムから見れば、本来は誰もが朝型なのです。

乱れた習慣を元に戻すのは時間がかかります。健康指導をしている経験上、規則正しい生活のリズムが定着するのには1ヵ月弱かかるようです。

いまから始めるなら、早寝より早起きからです。最初は多少眠くても、無理矢理起きてしまいます。その日は終日眠いでしょう。昼寝は我慢して夜は早く床についてください。ぐっすり眠れるはずです。

これを繰り返すと「早寝早起きがつらくて仕方ない」と言っていた人から、ある日突然「最近、すっきり起きられるようになったんです」と聞けるようになります。

自律神経を鍛えると、体力の衰えを感じない

「最近急に体力が落ちた」と言う人には、50代、60代だけでなく、20代後半や30代にも多いようです。私自身は60歳を過ぎても体力が落ちたと感じた経験はありません。いまだに夜中、緊急手術が入る日もあります。日本の大学病院では教授になると、50代後半から手術に入らない人はたくさんいますから、比較すると体力があるほうだと思います。定期的に運動をしていますが、それ以上に普段から自律神経を鍛えているので、体力の衰えを感じないのでしょう。

ジョギングも慣れてくると長い距離を走ることができます。何もトレーニングしていない人が急にフルマラソンを走ったら、交感神経が過剰になり、さらにアドレナリンが出て血管を締めて倒れてしまいます。

交感神経過多で血管が締められるため、血圧が上がります。筋肉にも血液が流れ

にくくなり、酸素不足で乳酸が溜まり、筋肉が固まってきます。「もう走れない」というほど苦しくなるのは、身体が思うように動かなくなり、それに精神が耐えきれなくなるからです。それは自律神経の閾値に密接な関係があります。

アスリートはトレーニングを積んでいるので、筋力や心臓の拍出量が一般人よりも大きいこともありますが、それ以上に自律神経がとても鍛えられています。マラソンランナーは、走っている最中でも交感神経に副交感神経が付いてきているので、末梢血管が開いて血圧や脈拍をそれほど上げずに走り続けることができます。副交感神経が作用することでエンドルフィンが出ますから、走ること自体が気持ちいいというランナーズハイの状態にまでなります。

ですから、運動は筋肉だけを鍛えているわけではないのです。自律神経の閾値が体力を左右します。

自律神経の閾値をいきなり伸ばすことはできませんから、最初はウォーキング、慣れてきたら2キロメートル程度のスローランニングと、小さな目標を少しずつクリアしていきましょう。徐々に副交感神経が付いてくるようになって、負荷がかかってもむやみに血管を締めなくなります。

自律神経は鍛えられないと思っている人が多いのですが、そんなことはありません。たとえば、インドに行けば、現地の人は40度の炎天下でも平気な顔をしています。普通、そんな環境に長時間いたら、熱が体内に入ってこないように交感神経が働いて汗腺が締まり、汗ひとつ出てきません。すると、身体に熱が溜まって熱中症になってしまいます。インド人は副交感神経が付いてきているので、汗腺が開き、汗が出て、体内温度を正常に保てるのです。

余談ですが、人間の身体の臓器で熱に最も弱いのは脳で、体温が40度を超えるとめまい、吐き気から始まり失神にまで至ります。

自律神経をバランスよく鍛える方法

はじめてオーケストラのコンサートなどに行くと、生演奏に交感神経が過剰反応して鳥肌が立つことがあります。しかし、鳥肌が立ったからほかの人と比較してとりわけ深い感動を受けたとは必ずしも言えません。

普段からオーケストラを聴き慣れている人であれば、鳥肌が立たなくなります。でも、何も感じていないのではなく、閾値が高まり感受性のレベルが上がっているため、ちょっとやそっとのことでは鳥肌が立たなくなっているだけです。

よく泣いたり怒ったりする人は「感受性が高い」と誤解されがちですが、自律神経の閾値が低いのです。ちょっとしたことでも急に交感神経が働き、それに副交感神経が付いてきて涙が出ます。「泣いたらすっきりした」というのは副交感神経が優位になるからでしょう。

一流の音楽を聴いたり、すばらしい絵を観たり、鳥肌が立つような感動体験を重ねることで、自律神経の閾値は上がっていきます。やがて鳥肌は立たなくても、ゆとりを持って違う角度からそのすばらしさを味わったり、さらに深いレベルで感じられるようになります。つまり、感性が豊かになっていきます。

恐怖に対しても、自律神経の閾値が関係しています。外科手術は人間の身体にメスを入れるわけですから、普通なら恐くて息が止まりそうになったり、パニックになってしまいます。しかし、経験を積むと過度の緊張はなくなり、副交感神経が付いてくるので、脈拍もそれほど上がらず、冷静に対処できるようになります。

このように、自律神経の閾値は個々人の分野に応じた経験で異なります。自律神経の閾値を上げることは、私たちの意識の向け方しだいです。交感神経が働いたら、そのあとに副交感神経が付いてきます。両方の閾値が上がれば上がるほど、感性は磨かれていくことになります。この原理を理解し、必ず副交感神経が付いてきているか確かめながら経験を重ねていくことで、バランスよく自律神経を鍛えることができます。

自律神経の強さを計測する

再三、自律神経を鍛える大切さをお伝えしてきましたが、どのくらい鍛えられているかを計測できるのでしょうか？

結論を言えば、直接的に測る方法はありません。ただし、自律神経の作用によって生じた現象から、ある程度測ることはできます。

たとえば、交感神経が刺激されると末梢の血管が締まるため、毛細血管の太さを調べれば、交感神経がどのくらい働いているかがわかります。

また、交感神経が刺激されると、首を流れる頸動脈が外頸動脈と内頸動脈に分かれるところに存在する圧受容体が反応します。圧受容体とは、血圧の変動を察知するセンサーのような働きをします。

交感神経が作用して血圧が上がると、圧受容体が血圧の上昇を心臓に伝えます。すると、心臓は活動を抑制して末梢動脈が拡

血圧の上昇に圧受容体が反応する

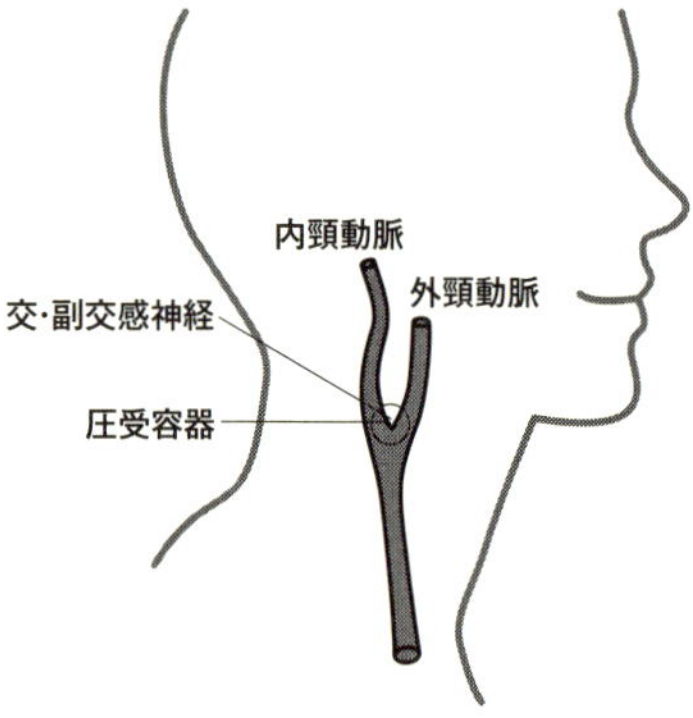

張し、血圧が下がります。

つまり、自律神経の強さそのものは計れないものの、同じ負荷や出来事に対して、末梢血管の太さや圧受容体の反応を見れば、ある程度測定できると言えます。ただし、日常生活で測ることは不可能で、また身体の状態によっても反応は異なるため、結果が一律にはなりません。

それよりも、精神的に不安定だと、少しの刺激でも交感神経が強く働いて血圧が上がりますし、逆にリラックスしている状態なら変化は少ないので、自分の身体が運動、仕事や日常のストレス、感動する場合でどのように反応するかを観察すればよいでしょう。

性格と自律神経の関係

アドレナリンが出ると、血圧が上がりイライラします。エンドルフィンが出ると、リラックスして落ち着いた気分になります。感情のバランスを整えるのも交感神経と副交感神経の働きです。

ポーカーフェイスの人は、自律神経の閾値が高いのでしょうか？

閾値の高い人は、素の状態で朗らかなリラックスしている雰囲気を感じさせます。もちろん、性格もあるでしょうが、何が起きてもポーカーフェイスでいるというのは閾値が低いので、感情的にはイライラしながら、態度で必死に平静を保とうとしていることが多いのです。感性の低さを見透かされないようにマスクを被っているようなものです。

意地の悪い人など、いわゆる「性格が悪い」と言われる人も閾値が低いと言えます。ＤＮＡに異常がある可能性も否定できませんが、性格のほとんどは後天的につくられます。兄弟や親子、友人関係など、何が影響しているのかは人それぞれでしょうが、生まれつき悪い性格で生まれてくる人はほぼいません。

環境によってつくられた考え方や物事の見方によって、他人にいじわるをしたり、自己中心的な振る舞いをします。無意識にストレスを溜め込み、多少なりとも心が病んでいる状態だと言えるでしょう。

自律神経の閾値が低いので、すぐに怒ったり、声を荒らげます。ひどくなると自律神経失調症につながっていきます。

年を取ると愚痴っぽくなると言われますが、それも閾値が下がった状態だと言えます。自分の想像や経験のキャパシティを超えたものを受け入れられないので、「私の時代は違った」といった言動として表れるのです。

心が充実している人は、進んで他人を傷つけたり嫌がるようなことをしません。健康な人は、いわゆる性格が良い場合が多いのです。

鍛えなければ自律神経の閾値は下がってしまう

閾値は、自律神経を鍛えなければ下がっていきます。生活の中に感動したり楽しむ要素が少ないと、閾値が下がって徐々に意欲が萎えてしまい、燃え尽き症候群やうつ病といった症状が現れる要因にもなり得ます。

ただし、閾値の低い人が急に自律神経を鍛えようとするのは危険です。閾値を防波堤に例えると、波が少しずつ高まれば防波堤をさらに高くしていけますが、いきなり大きな津波が来たら壊れてしまいます。閾値は徐々に上げていくことが大切です。

先日たまたまあるテレビ番組に生出演したとき、スタッフの人たちが「緊張しませんか？」と心配してくれたのですが、幸いにも大丈夫でした。収録が終わったあと「あんなにリラックスして話すゲストははじめてだ」と言われました。リップサービスもあるかもしれませんが、私が毎日手術ばかりしている人間だとしたら、緊張して普段どおりに話せなかったかもしれません。絵画を観たり、読書したり、さまざまな人とコミュニケーションを図って閾値を高めていることが、違うフィールドでも落ち着いて振る舞えた要因だと思います。

感性を養うことの大切さは、若いころドイツのデュッセルドルフ大学心臓血管外科のヴィルクス主任教授に教わりました。その先生は強烈なプロ意識を持っていて、みんなから怖がられていました。朝7時の回診でＩＣＵに集まる際、教授が登ってくる階段は避けて通られていたほどです。階段で会えば「あの患者はどうしているのか？」などと聞かれるに違いありません。もし答えられなかったら、怒鳴られるでしょう。私のドイツ語がまだおぼつかないころだったのもありますが、とにかく怖い人でした。

　大学病院では厳しくてまともに話もできないのですが、あるとき「南くん、今週末うちに遊びに来るかね？」と突然招待してくださったのです。

　ご自宅へお邪魔すると、父親のように温かく迎えてくださり、ベートーベンを流しながら、奥さまの手料理を振る舞ってくださいました。クラシック音楽なんてほとんど聴いたことがなかった私も感動し、それ以来興味を持つようになりました。芸術に触れたり、読書をしたり、手術以外のことにも目を向ける大切さを教えてくれた私のメンターの1人です。

　ところが、休み明けに病院へ行き、患者さんに関する質問に迅速に答えられないと「こんなことも把握できていない奴は知らん！　日本に帰れ！」とこっぴどく叱られるのです。厳しくもやさしいヴィルクス教授のおかげで、医者としての心構えと、仕事以外でも感性を高める重要性を学びました。

時差ボケは自律神経のバランスで解消

身体の至るところに張り巡らされた交感神経と副交感神経が働くといっても、神経の働きは3～4分程度で、その後はホルモンがその作用を補っていきます。繰り返しになりますが、交感神経の作用を助けるもののひとつがアドレナリン、副交感神経の作用を助けるもののひとつがエンドルフィンです。

朝は交感神経、夕方以降は副交感神経が優位になりますが、これは日内変動と言って、1日をかけて緩やかに交感神経から副交感神経が優位になっていく流れがあります。

その途中で感動や恐怖、運動などの刺激があると、局所的に交感神経が優位になったり、逆に副交感神経が優位になったりします。

日内変動が影響する代表例は、時差ボケです。日本に住んでいると自律神経は日本の時差に合わせて日内変動していますから、ヨーロッパなどに行き突然昼夜が逆転すると、交感神経優位のままで、脈も早く血圧も高いため眠れないのです。しばらくすると現地の時間に日内変動も適応してきますが、それまでに約1週間かかります。

自律神経のバランスが崩れると不摂生になる

過食や煙草など、わざわざ〝不摂生〟する人もいます。不摂生は交感神経を刺激します。すると、副交感神経も少しは付いてくるので、エンドルフィンによって気持ちいいという感覚を覚えます。しかし、その作用はとても短いので、過食や喫煙を繰り返します。

副交感神経の閾値が高ければ、食事のおいしさを味わえるのですが、日常から暴飲暴食を繰り返している人は交感神経優位で副交感神経の閾値が低いので食事をおいしく感じることができないのです。

不摂生の原因はストレスであるとも言われます。ストレスはつねに感じているものですが、交感神経の閾値が低いとちょっとしたことでもアドレナリンが過剰に出ます。それを和らげようと、暴飲暴食などの不摂生によって副交感神経を刺激しようとするのです。

そういう人は、道端に咲いている花に目を向けて美しいと感動したり、食べ物をおいしく味わうことが少ないのです。交感神経ばかりを刺激していて、日常のささいなところから物事を味わい楽しむ習慣がないのでしょう。

副交感神経が付いてきてはじめて「なんて美しいのだろう」「とてもおいしかった」と感じることができます。自律神経を鍛えることを念頭に置けば、煙草やお酒といった刺激の強いものに頼らなくても、花や空といった自然の美しさに感動するなど、日常生活で副交感神経を刺激する機会はいくらでもつくれます。そうしてさまざまな体験をすることで感性を養い、交感神経と副交感神経の閾値をバランスよく、少しずつ上げていくことができるのです。

トップアスリートは自律神経をうまく鍛えている

自律神経をうまく鍛えているケースは、トップアスリートに見ることができます。

レスリングの吉田沙保里さんは、各国の代表でも緊張するようなオリンピックの舞台に立っても、冷静で、しっかりと自分の試合運びをしています。

世界中が注目している場面です。普通の人なら、立っているだけでも緊張から自律神経のバランスが崩れ、足はガタガタと震え、心臓は高鳴り、冷汗が止まらないでしょう。交感神経と副交感神経のバランスが高いレベルで保たれており、閾値が非常に高くなければ、リラックスして自分をコントロールできません。

オリンピックほどの大舞台でなくても、平時から心身をコントロールできているという実感があれば、健康に自信が持てます。自分の身体をよくわかっている人なら、突然過酷な登山を計画したり、炎天下でスポーツをするといった無茶はしません。やりたいこと、やるべきことを詰め込みすぎてオーバーワークになることも避けますし、自分をコントロールして、冷静に行動の優先順位を付けていきます。

「キレる」という言い方をしますが、それは交感神経の閾値が非常に低いため、興奮して感情を爆発させてしまうのです。閾値を高めていけば、パニックになったりキレることは減ります。

ゴルフというメンタルなスポーツで、タイガー・ウッズがさまざまなバッシングを受けながらも、トッププレイヤーに返り咲くことができたのは、自律神経をコントロールできているからでしょう。

世界のトップアスリートたちは、ちょっとやそっとのことでは動じない、常人では考えられないほど自律神経の閾値が高いと言えるわけですが、損な面もあります。

他人から見たら「いつも冷静で感動していない」「鈍感なのではないか」と思われてしまうことがあるかもしれません。いわば、達観しているように見られてしまうのです。

ただし、デメリットがあるとしたらそれくらいで、閾値が高すぎる悪影響はほぼないと言えるでしょう。

老化の原因は休みすぎ

ここまで副交感神経を刺激する大切さを中心に論じてきましたが、現代の高齢者はむしろ副交感神経過多になっている傾向があります。

人間は、生まれたときは呼吸することと食べることだけしかできません。寂しい、怖いといった感情ではなく、お腹が空いたときに泣くということくらいしか活発に動かないので、副交感神経優位の状態です。

成長するにつれて行動範囲が広がり、思考したものをやろうと交感神経が優位になっていきます。その後、働き盛りは交感神経過多で、定年を迎えたあとは、あまり動かず刺激も少ないため、副交感神経過多になります。

副交感神経が優位になりすぎると、伸び切ったゴムのようになってしまいます。交感神経を刺激しないので自律神経の閾値も下がっていきます。やがて美しい風景に感動しなくなります。意欲がなくなっていきます。

健康とは、まさしく心身共に健全であることです。身体がピンピンしていても活力がなければ健康ではありません。物事を冷静に深く考え、チャレンジ精神に満ち溢れ、自分の想いでいっぱいではなく相手の話をよく聞けるのは、心が健康である証拠です。

年を取ると、段々と物事に興味がなくなっていく傾向があります。それは「土台が小さい」からだと考えられます。映画や読書、絵画、釣りやスポーツなど、さまざまなものに興味を持ち、体験し、感動していると、土台が広くしっかりとしているので大崩れしません。

趣味をたくさん持っていると、さまざまな共通点が見つかります。それぞれが強固につながり合い、幅の広い感性の基盤をつくっていきます。

熱中している趣味がひとつだけしかないのは危険だと言えます。さまざまな感動体験を積んで閾値が上がっていると、年を取ってひとつの趣味に飽きてしまっても、自然とほかのことに興味が湧くようになります。多くの分野から感動を得られるようにしておくのが、定年後も意欲的に生きる秘訣と言えるでしょう。

いつまでも活力がみなぎっている人

子どもが独立してしまい、全く活力がなくなってしまったという夫婦はたくさんいるようです。子育てに忙しかった時期には交感神経優位だったのが、子どもが独り立ちしていくと時間をもて余したり、何をしていたらいいのかがわからなくなってしまうのです。

それはまさしく副交感神経優位の状態で、長く続くとうつのような状態が生じてきます。また、女性はそのころに女性ホルモンの量が減り、更年期障害が起こってくることが多いので、余計に症状が増長されてしまいます。

伴侶を亡くされるとひとり暮らしになりますから、洗濯や簡単な掃除、食事などはするものの、毎日ゴロゴロとテレビを見ているばかりになってしまうこともあります。

私はドイツの大学で永代教授のタイトルを取って1年ほどしたときに、日本で新たなキャリアを歩むことを決めました。日本大学が主導した日本一の心臓センターを立ち上げるためでした。家族と別居し、いまさら日本でどう受け入れられるかもわかりません。たくさんのリスクを背負っていましたが、ドイツにいれば、年に3

〜4人の留学に来る日本人の医者を育てる以上のことはできません。年間1000例手術のできるセンターが日本にできれば、もっとたくさん日本人の心臓外科医が育つ環境になると思い、帰国を決心したのです。

ドイツで教授のまま定年を迎え、その後は毎日ゴルフなど、好きなことに興じる選択肢もありましたが、「これまでの仕事の集大成になるならやってみよう」と決意しました。

年を取ったからといって、自ら限界を設ける理由はありません。最近では、私が院長を務めている病院が増築して新しくなることが決まり、すばらしい環境にワクワクして仕方がありません。60歳にもなると、一線から退いてアドバイザーのような立場になる人はたくさんいます。しかし、できる限り第一線にいるからこそ、活力を失わずに過ごせるのではないかと思うのです。

ある大手企業で部長職を得ていた弟は、「そろそろ定年だから辞めなくちゃいけない」と弱々しく言っていました。ところが、私が「まだ身体が元気なんだから、何か新しいことをやれるだろう」と発破をかけたのです。すると、関連会社に配置転換になり、新しい仕事を始めて2〜3年したらいきいきとしていました。現在65歳になろうとしていますが「兄貴みたいに働けるところを探してみようかと思っている」と、定年前の元気のなさが嘘のようです。

年齢に囚われて意欲を制限する必要はありません。いくつになっても新しいことは身につけられるのです。

定年後の楽しみを考えておく

60代、70代になると「孫が生きがい」だと思う人が多いようです。しかし、それだけでは寂しいと思います。五感を使って閾値を高めるような経験をたくさんしておけば、孫と会ったときの楽しみや感動も倍増します。

私も現役を退いたあとのことを、いまから色々と考えています。好きとはいえプロゴルファーや芸術家になるのは難しいでしょうが、本を出した実績がありますし、ヨーロッパの生活や習慣を知らない日本人はたくさんいるので、国際的に活躍する人が増える中で、ヨーロッパの生活習慣を伝える本を執筆してみたいと思っています。

欧米人は見た目だけで国籍を判別しきるのは難しいのですが、パンを扱う様子を見れば、文化が見えてきます。たとえばドイツ人は必ずナイフでブロッチェンという小さなパンを切り、中にハムなどを挟みます。フランス人は手でちぎり、机の上などへ直に置きます。彼らはバゲット（フランスパン）を裸のまま自転車の籠に入れて走っているのですが、空気が乾燥していてほこりが付着しないからできる行為です。文化や気候などに応じた、さまざまな生活習慣があります。

また、これまで多数の国を訪れてきましたが、やむなく素通りしてきた場所もたくさんあります。見逃してしまった場所をじっくりと見て回るのも引退後の楽しみです。以前訪れたミュンヘンのアルテ・ピナコテークでは1時間しか滞在できませんでしたから、今度は1日かけてじっくり見てみたいという願望があります。

以前、感動を覚えた場所も訪れてみたいと思います。若いころより、もっと感動できるような気がするからです。20代で見るモナリザと、60代で見るモナリザでは全く異なる感覚を覚えるに違いありません。すべてのものに対して、受ける感動が違うと思うと、どんなものでもワクワクしてきます。

できれば、定年後のことをあらかじめ考えて、自分が感動できる分野を現役時代に確立しておくほうがいいでしょう。絵を描いたり、音楽を聴いたり、本を読むなど、お金をかけなくても感動できるものはいくらでもあります。自分に合うものを見つければいいのです。

オーケストラのチケットは高いかもしれませんが、地域の文化センターなどでプロによる安価なコンサートが頻繁に開かれています。本物の楽器と演奏ですから、CDやインターネットで聴くのとは感動の深さが違います。

先日、小布施町で葛飾北斎の絵を見たときには深く感銘を受けました。本などでは見たことのある絵でしたが、やはり本物から受ける感覚ははじめてのものです。

感動のヒントは、身近なところにも転がっています。私の場合は美術品がきっかけになりやすいのですが、先日群馬で見た器に感動し、その作者を訪れて話を聞いてきました。どのようにしてつくっているのか、どんなシチュエーションで器の着想を得るのか、話を聞いていくと知らないことばかりで大変面白いのです。

自分の興味のあるものから、その由来や起源を調べたり、直接人に会いに行ったり、深堀すると新たな感動につながっていくでしょう。

先日、ゴルフ場で出会った初対面の男性と一緒にプレーをすることになりました。その方はめだかを育てるのが趣味のようで「飼っている〝めだか〟が孫よりかわいい」といきいきと語るのです。産卵したときの手入れなど話を聞いているうちに私も感化されて「飼いたくなってきました」と言うと、今度飼育セットを一式届けてくれることになりました。事前に話を聞いているので、これからめだかを育てるのも楽しみになりました。

定年前は仕事一辺倒だった知人の父親は、退職後、地域のさまざまなサークルに入り、毎日忙しくしています。さらに、単独で自転車に乗り日本一周をして、地元の新聞に載ったり、講演会もしたそうです。それを聞いた私が「定年前からやりたいことを考えていたんじゃない？」と聞くと、案の定、もともと自転車が趣味で、「定年後には日本一周したい」と考えていました。感動できるものを温めていて、仕事がなくなったあと、やりたいことができると思ったのでしょう。

60歳で定年退職し、家でごろごろしていた人が、70歳くらいになってから突然このような活力ある生活をしようとしても無茶な話です。活動量が少ないので、食事も少しだけでしょうし、洗濯や掃除の量も少ないはずです。自律神経を鍛えていないので、風邪が流行ればすぐに体調を崩したり、ますます億劫になりがちです。

そのような方が交感神経と副交感神経の閾値をバランスよく高めていくためには、まずは早寝早起きからです。そして、早く起きられたら散歩へ行きましょう。身体を動かす意味もありますが、外を歩いて自然に触れるだけでも五感を刺激して、交感神経が働きます。朝のラジオ体操も有効です。私は毎朝6時半の放送に合わせて、身体を動かしています。

こうして、少しずつ身体を動かしながら、交感神経を働かせて活動する喜びを味わいましょう。徐々に意欲が湧いてくるはずです。

感動発見のキーワードは本物

私がヨーロッパにいてよく感動していたのは教会です。石を積み重ねて造られた伝統的なゴシック様式などの建築方法に見とれてしまいました。好みの問題もありますが、私は自然の石材や木材を用いた伝統を感じさせる建築物や美術品に感動を覚えます。

自然物であっても人工物であっても、感動するためのキーワードとして「本物」を大切にすべきです。たとえば、ＣＤよりライブで音楽を聴いたり、たまには一流と言われるレストランで食事をしてみたり、質の高い素材の洋服を身に着けてみるといったことです。

家具などは高いですが、〝一生もの〟と考えて、本物を身の回りに置いておきたいものです。「食事ができればテーブルなんてなんでもいい」では、五感は働かず感動を発見していく生活にはつながりにくいのです。金銭的に難しければ、感動できる小物や小さなインテリアをひとつずつでも揃えるようにすれば、心が豊かになっていく生活が送れるでしょう。

第4章

自律神経を整えれば病気にならない

自己治癒力でがんをなくす

がんになる仕組みはすでに説明しました。異形細胞の中で増殖力が非常に高いがん細胞ができる数とナチュラルキラー細胞と言われる白血球が食い殺す数を比較して、前者が勝るとがんになります。

交感神経優位になると血管が締まり、血液循環が悪くなるため、血液中にある白血球の出動が鈍くなります。交感神経が過剰に働きすぎると、出動の命令系統が麻痺した状態にもなり得ます。

がんになると、抗がん剤を使うか使わないで医者の意見が分かれますが、基本的には私も使用に賛成しています。自己治癒力に頼らないので身体を甘やかすことにはなりますが、増殖力の高い悪性度の強いものに対しては、それ以外に打つ手はありません。

近年、体温を上げれば免疫力が高まるので、がんは治ると唱える医者もいます。これは自己治癒力でがん細胞をなくす考え方です。

そもそも体温が低いとは、血液が十分に循環していないということです。その原因は、バランスの良い食事をとっていないからカロリーが十分に消費されない、運動していない、規則正しい生活をしていないなどさまざま考えられますが、交感神経優位だと血管が締まったままで体温は上がってきません。

いずれにしても、抗がん剤の使用有無に関わらず、自律神経を鍛えることはがん細胞に有効です。

糖尿病の原因は働きすぎ⁉

「糖尿病」は、女性より男性のほうが1・6倍も多いというデータがあります（「国民生活基礎調査」（平成22年）厚生労働省）。女性は甘いものが好きなイメージがありますが、男性は、ランチにカツ丼、そば、うどん、ラーメンといったメニューで、炭水化物を多量に摂っています。

食べ物は胃で細かくなり、腸がぜんどう運動をしながら消化吸収することで、エネルギー源になっていきますが、消化吸収を担う腸は副交感神経が作用していますから、交感神経過多になるとぜんどう運動がうまくなされず、消化不良になります。男性は、仕事に追われていて食事もゆっくり味わえず、交感神経過多ですから、高カロリーの炭水化物を食べても、効率良くエネルギーにはならず、メタボの原因にもなります。

女性はゆったり食べる人が多いので、しっかりと消化吸収できます。その分、少しの量でも太る人が多いのです。加えて、女性ホルモンが脂肪細胞を太らすということも関連します。

交感神経を緊張させると、アドレナリンの一種であるカテコールアミンが分泌されて、インシュリンを抑制します。インシュリンは糖分をエネルギーにしたり、脂肪に蓄える助けをするので、インシュリンが働かないと血糖値が上がります。副交感神経が刺激されないと、カテコールアミンが過度になって血糖値が上がりすぎ、糖尿病になってしまうのです。

また、甘いものばかり食べることでインシュリンを出しすぎて枯渇してしまった人も糖尿病になります。その場合には交感神経過多という条件は当てはまりません。

糖尿病にはⅠ型とⅡ型の2種類があります。Ⅰ型は先天的にインシュリンが出ない人、Ⅱ型は後天的なもので、摂取した糖分に合わせてインシュリンがうまく出てこない状態です。運動をすることと、糖分や炭水化物、お酒の飲みすぎをやめることが必要です。また、消化できていないことも問題ですから、栄養バランスの良い食事をしっかりと味わいながら、副交感神経を働かせることが大切です。

寝不足は朝寝坊で解消できない

日々の生活習慣に気をつけても、やむを得ず寝るのが遅くなってしまうこともあります。しかし、健康のことを考えれば、翌朝もできるだけいつもと同じような時間に起きることを心がけましょう。

体内リズムはそう簡単に変わりません。夜遅く寝ても、朝はいつも起きている時間に交感神経が優位になりアドレナリンが出て、血圧が上がってくるのです。頭では「身体が重い」「だるい」からもう少し寝ていたいと思うかもしれませんが、二度寝しても身体はしっかり回復できていません。車のハンドブレーキを引きながら、アクセルを踏みこんでいるような状態と言えるでしょう。「昨日寝るのが遅かったから、今朝は寝坊して身体を休ませないと」と考えるのは誤解です。

普段正しい生活リズムになっていれば、明るくなると身体はいわゆる活動モードに入ります。毎日の自律神経が働くリズム、つまりバイオリズムはそんなに簡単に変わりません。

夜更かしした翌日の過ごし方で気をつけるのは、無理をしないということでしょう。十分に睡眠を取ったときと比較すると翌日の能率は上がらないかもしれませんが、いつもどおりの時間に起きて、残業などをせずできるだけ早く帰宅し、温泉やサウナ、それが難しければゆっくりとぬるめのお風呂に入り、リラックスして副交感神経を刺激します。そして、できるだけ早く元のリズムに戻るよう、夜早めに寝るようにしましょう。「寝不足解消は朝寝坊より早寝」が健康の秘訣です。

基本のリズムをつくることが大切

平日はハードワークで、休日はずっと家で寝ているという人は、交感神経過多の燃え尽き症候群予備軍です。体内時計が狂っているか、そもそもリズムができていないのだと思います。

生活のリズムを整えるのは健康のためですが、それによって能率も上がります。プロ野球の投手も中4日というのが良いリズムなのです。急に中2日で登板しろと言われても、対応しにくいでしょう。逆に休みすぎて中7日にしたら、体内時計が狂ってしまいます。

タクシーの運転手などに、24時間働いて、その後丸1日休むという人もいます。「よくそんなに働けるな」と感心しますが、その人にとってはそれが働くリズムなのです。私の知っている前橋の運転手さんは、1日目は朝7時～夜22時、2日目は午後15時～、3日目は夜勤～と、1日ごとに稼働する時間をズラしながら2日間休みを取っています。一般的には健康に良い働き方とは言えませんが、長年の経験でそのようなリズムをつくってきたのでしょう。

私の場合は5日働いて2日休むリズムができています。夜中や土曜日に働かなくてはいけないこともありますが、基本のリズムに戻していけば体調が良くなることがわかっているのですぐに戻せます。

ドイツに行ったばかりのころは、昼食をとる時間すらないこともありました。ただし、1日7～8人の手術をしたら、翌日は午後から半日病院を休み、きちんと休養を取っていました。

休めない人が多いのは「自分が休むと仕事に支障をきたしてしまうんじゃないか」と考えすぎるからだと思います。外科医の場合、昼夜問わずたくさんの患者さんを手術をしながら、身体に鞭を打って翌日も手術するのは、患者さんにとってもリスクが高くなります。そう考えると、休まなければいけないのです。

翌日の患者さんを別の日に変更してもらったり、ほかの人に任せたりすればいいのです。ところが「自分が休むと仕事が進まない」と思い込み、休みなく働いている人がたくさんいます。

医者に休みがないのは、自業自得という側面が大いにあります。外来で「2ヵ月後に来てください」と言えば、2ヵ月先の予定がどんどん埋まってしまい、休めません。最初から「10月半ばに長期休暇を取ろう」と決めておいて、患者さんには事前にそう伝えておけばいいわけです。自分の休暇や休息を軽視しているために、ずるずると働き続けてしまうのです。医者の不養生と言われる由縁はそこにあります。

日本では3~4時間の心臓手術なら、執刀者は手術が終わるまでべったりと付いていなくてはいけませんが、ドイツでは開胸して、人工心肺を付けるまでは若い医者が担当し、その後の手術を執刀医が担当します。若い医者が育ってくれれば、3時間の手術でも執刀医が手術をする時間はその半分くらいです。患者の状況が安定していればそのあいだにカンファレンスをしたり、論文を書けます。

若手の医者は執刀医に任された残りの仕事（止血、閉胸、皮膚縫合）などを的確にこなすことで手術に慣れ技術を磨いていくことになります。

メリハリのある環境のもとで、リズムをつくっていったので、副交感神経もちゃんと付いてきます。仕事量が多いように見えても燃え尽き症候群にはなりませんから、土日の休みは1日中寝ているようなことはなく、ゴルフやテニスをして運動不足を解消する過ごし方をしていました。

また、ドイツは年間6週間の休暇を取らなければいけない社会なので「ちょっと疲れてきたな」と思ったころに、「休みまであと2週間」ということになります。それが励みになって、乗り切れるわけです。日本では、最大でゴールデンウィークや正月休みに1週間〜10日ほどの休暇を取りますが、少なすぎると思っています。

立ち止まって考えることが心筋梗塞を防ぐ

交感神経過多の弊害は、自覚なく交感神経ばかりを働かせる生活になっていくことです。交感神経過多の人は、副交感神経が付いてきていないことを不自然に感じていません。目の前のことだけに集中していて、ほかのことが気にならなくなっているのです。休みはいらない、雑談する時間もない、お腹を満たせれば食べ物はなんでもいい。とにかく仕事に没頭していくようなライフスタイルです。

たまに美術館へ行ったり、仕事以外にも趣味・興味を持っていればいいのですが、一途に仕事ばかりしているとそれ以外のことが余計なものに見えてきます。

ところが、心筋梗塞になって運ばれてくる患者さんは、昨日までピンピンしていたという人が少なくありません。ほとんどの人が「なぜ私が？」と困惑しているのですが、これまでの生活を聞いてみると「仕事が生きがいで休むことなんて考えたことがなかった」という人があまりに多いのです。

本人は仕事がバリバリできているから健康だと考えているのかもしれませんが、自律神経に気を配っていなければ、健康状態を悪化させているだけです。そのせいで病気になったら、なんのために仕事してきたかわからなくなりませんか？

「病気や健康のことは難しくてわかりません」という人が多いのですが、そんなに難しいものではありません。

自律神経のバランスを保ち血流をコントロールすることです。そのために、欠かせないのは一歩立ち止まることです。「このまま進んでいいのか？　休憩すべきか？副交感神経が付いてきているか？」と、気にするためにも、疲れを感じていなくても敢えて休息を取りましょう。

仕事をしたくなるかもしれませんが、芸術に触れたり、違うジャンルの本を読んでみるなど、ほかに目を向けることで交感神経過多の生活から抜け出せます。

私は美術館へ行ったり、ジムへ行っています。ジムは身体を鍛えているので休息というイメージはないかもしれませんが、精神的にはリフレッシュできています。

副交感神経の閾値が上がると、「もう少しできる」「これ以上無理するとバランスが崩れるな」という感覚が鋭敏になります。結果、長期的に健康を維持しながら働いていけるのです。

ただし、ランナーズハイのように交感神経の刺激が副交感神経の強い刺激を誘発し、エンドルフィンという快適ホルモンが優位に達した状態は、一つ間違えば身体を壊す元にもなる危険な状況とも言えます。

痛みや苦しみを感じなくなるために筋肉、関節といった運動器はもとより心臓にも重篤な病気を引き起こすこともあります。長年そのような負荷を心臓に与えていると心肥大となり、不整脈やポンプ機能不全の原因となります。

ながら運動は良くないトレーニング法

交感神経と副交感神経の閾値を上げるために有効なのは身体を鍛えることですが、避けてもらいたいのは、ながら族になってトレーニングすることです。

ジムでテレビを観ながら走ったり、音楽を聴きながらジョギングしている人がいますが、そのような運動の仕方では筋肉を鍛えられても、自律神経は効率的に鍛えられていません。

先日、私が滞在先のホテルでジムに行ったとき、ランニングマシンに乗るやいなやトレーナーがテレビをつけるのです。「何をしているんですか？」と尋ねると「テレビは必要ないですか？」と驚いて返されました。

走っていると「疲れたな」「苦しいな」という感覚を得ます。「そろそろやめたほうがいい」「いや、もう少し大丈夫」という葛藤がありながらも、続けることで交感神経が鍛えられていきます。動いていると体内に乳酸が溜まって筋肉を固くしていきますが、組織へ酸素が十分に循環しないので、頭が「危ないぞ」と言ってくれます。

最初は酸素が足りなくなってすぐに走れなくなりますが、交感神経の閾値が上がってくると徐々に副交感神経も付いてくるので、酸欠状態になりそうなら、副交感神経が血管を広げて血流を良くして酸素が行き渡るよう作用するのです。

結果、最初は5分しか走れなかったのが、6分になり、10分走れるようになります。テレビや音楽で頭がブロックされていると、そういう葛藤に意識が向かないので、身体を動かす分、筋肉はある程度鍛えられますが、自律神経は鍛えられないのです。血流もコントロールできません。

どれほど肉体的なトレーニングを積んでいても、気力が伴わなかったら走ったり泳いだりできないのと同様、活力を高めたければ、身体と同時に自律神経を鍛えて血流をコントロールする必要があります。

本気でトレーニングしている人は「ながら族」になっていません。プロスポーツ選手がよく試合前に音楽を聴いていますが、集中するために必要なのであり、普段好きな音楽を聴きながらトレーニングしているわけではありません。

マラソン選手などは特殊なトレーニングを重ね、自律神経の閾値を極限まで高めています。その結果、長時間走っていても交感神経に副交感神経が付いてきて、脈拍は130程度を維持していることでしょう。閾値が高いだけでなく、心臓の拍出容量も大きくなり、心拍数を上げずにたくさんの血液を出せるような身体になっています。

食事の満足感が副交感神経を鍛える

食べる行為は、交感神経を刺激します。しかし、五感を使わずに食事をすると、交感神経ばかりを刺激することになります。味覚や嗅覚、触覚などをフルに使って食べ物のおいしさを味わうことが、自律神経を鍛える食事の仕方です。

ですから、テレビを見ながら、味わわずに食べている状態は、お腹がいっぱいになっても満足感がありません。余計にお腹が膨れて、消化も悪くなります。食事をすれば勝手に腸が動き出すのではなく、食べた刺激によって交感神経が刺激され、副交感神経が付いてくることで腸が動き出すのです。

ですから、夜遅くに食べると、副交感神経が優位になっていて身体は「疲れて寝ます」と言っているのに、交感神経を刺激して叩き起こすことになります。寝る3時間前に夕食を終えたほうがいいというのはこうした理由からです。

私は朝5時に起きることを推奨していますから、夕食は遅くとも夜の6時には食べ始めて7時には完食し、夜10時には寝たいものです。

また、その都度、五感を働かせることが副交感神経を付いてこさせる秘訣です。五感を働かせるとは、同じコーヒーでも「この豆はコロンビア産かな、ブラジル産かな」と想像したり「酸味が強くて苦みが少ないな」と感じながら飲むことです。考えたり、味わうのが難しくても、早食いではなく、よく噛んでゆっくり味わいましょう。食事以外でも、一呼吸置いて吟味しながら、行動したり味わうことが大切です。それによって、副交感神経が働く時間を与えることができます。

やせすぎは20年後に大きく体型が崩れる

誰しも生まれついた骨格があります。それを無視して、身体にとっては適度に筋肉や脂肪が付いた50キログラムが適正なのに、無理して40キログラムまで落とし、きれいに見せようとしている女性が大勢います。

痩せすぎると筋肉や脂肪がなくなってきますから、歩いたり走ったりすると関節や骨への衝撃が強くなります。無意識にそれをカバーする姿勢を取るので、若いころは痩せてきれいだった人が、10年、20年経つと腰や膝関節などの痛みを訴えたりひどいO脚になってしまうことが多々あります。

年齢を重ねてもスタイルを保ち、姿勢も良い女優さん、モデルさんは、普段から運動をして筋肉量を保っているはずです。ですから、運動せずに食事制限だけで痩せている人は心配です。安易に減量するのではなく、適正体重を保ちながらプロポーションを良くする運動やエクササイズをしてください。

便秘は肌荒れ、肥満の原因になる

朝食後に便意がなくてもトイレへ行きましょう。これは、大便を毎日出すための習慣付けです。便秘を軽く捉えている人も多いのですが、便通が悪いと、本来外に出すべき老廃物が体内に残ったままになります。老廃物から毒素が出てきて、腸の壁に回っている血液中へ取り込まれてしまいます。本来要らないものなのですから、身体に良いはずがありません。

再吸収した毒素が体中に回ると、その毒素は血管を締めます。末梢血管の循環が悪くなり、手足などの皮膚がガサガサしたり、顔に吹き出物ができたり、肌が荒れることもあります。

血液の流れが悪くなると、代謝が悪くなりますから、糖分やタンパク質がエネルギー源として有効活用されず分解もされきれずに脂肪として蓄積され、肥満にもつながります。

朝の準備に忙しくてバタバタしている人は要注意です。「もう仕事に行かなくちゃいけない」と焦ったり、朝食の時間を満足に取れないほど慌ただしい状態だと、交感神経過多になりがちです。リラックスしていないので、便意をもよおすこともありません。まずは少し早起きして時間的な余裕を確保することから始めましょう。

さらに、食事は腹八分目にすることが大切です。満腹になると胃が張ってしまって交感神経過多になり、血流も悪くなります。

朝ご飯を食べて30分ほどしてくると、副交感神経が優位になって腸が動き出しますから、そのときにトイレに行きましょう。しっかり時間を取って便器に座ってじっとしていれば、身体と気持ちがリラックスして副交感神経が優位になる時間の猶予が与えられます。

最初は便意をもよおさないかもしれませんが、毎日便座に座る習慣があると、排便ができるようになってきます。最初は5分でかまいません。

腸は副交感神経が作用するので、ゆったりと過ごすために、本や新聞を読んでも良いと思います。難しい本を一生懸命読んだり、ハラハラするような内容は適しませんが、雑誌や写真集などをパラパラとめくるくらいの感覚でリラックスできれば、副交感神経を働かせるのには効果的です。

私は、同じ時間になったら便意をもよおすような身体になりました。病院に行くと忙しくて、トイレに行く時間もままならないからです。手術が始まれば、数時間はトイレに行けません。人間は集中しているとき、交感神経が働いて、空腹感が抑えられたり、トイレに行きたくなくなりますが、身体がほんとうはトイレに行きたがっているのに、我慢させているとしたら、あまり良いことではありません。

習慣付けることが可能なら、朝でなくてもかまいません。ただ、夜や昼は不規則な予定が入ることも多く、毎日きちんと時間が取れない可能性があるので、朝をお勧めしています。私の場合は急患が入ってくることも時々ありますが、朝の時間にぶつかるのは1年に1回あるかないか。誰にも邪魔されない時間帯をトイレタイムとして選びましょう。

正しい便通のために摂りたい食べ物

便通のためには、野菜を食べることもいいでしょう。野菜は繊維質が豊富ですから、便のかさを増して腸のぜんどう運動を促進したり、便をやわらかくしてくれます。野菜を食べずに脂肪分や肉系ばかりを食べていると、便通のためには良くありません。

腸の中には腸内細菌が生息しています。便通を整える上で非常に大切な役割をしますが、多すぎても少なすぎてもいけません。肺炎などを起こした患者さんには、肺炎の菌を殺すために抗生物質を処方することがありますが、腸内細菌まで殺してしまうために便通が悪くなる場合が多いです。そういうときには、ヨーグルトを食べると改善するケースもあります。

しかし、食べすぎには注意しましょう。腸内細菌が十分にあり、便通もしっかりしている人がヨーグルトを食べすぎると、腸内細菌が増えて良くない影響を及ぼすこともあります。ヨーグルトにはビフィズス菌が多いのですが、腸内に存在する自然の菌が共生できずに死んでしまうことがあるようです。せっかく自然にあるものを殺してしまったら、つねにヨーグルトを食べないと調子の悪い身体になってしまうのです。

ヨーロッパなどで1000年以上前から食べられている食品ですから、適度に摂れば身体には良いものです。

自律神経を鍛える呼吸法

呼吸の仕方を変えるだけでも自律神経を鍛えられます。呼吸には「吸う」「吐く」の2種類の行為があるわけですが、「吸う」は能動的にするので交感神経を活発にし、「吐く」は受動的で副交感神経を優位にします。リラックスするときに深呼吸をしなさいと言われますが、これは吐くことが副交感神経を刺激するからです。

息を吸うと、横隔膜がぐっと下がり、胸隔が広がります。胸隔内にある肺の周囲に陰圧がかかります。陰圧というのは、肺の軌道内が体外の空気圧よりも低い状態です。すると、肺が広がり、外から空気が吸い込まれます。力を抜くと横隔膜と胸隔が元の位置に戻って、肺の軌道内が上がり、空気が外へ吐かれることになります。

ジョギングなどをしているときには、効率的に酸素を取り込める呼吸がとても大切です。「吸う」と「吐く」を1対2ぐらいにしたほうが良いと言われています。

スポーツドクターなども推奨している方法です。

吸う時間を長くして、吐く時間を短くしてしまうと、空気が肺の中に残ってしまい、吸おうとしても入ってきません。走るときは吐く時間を長くしたほうが、酸素を十分に取り込むことができます。ラジオ体操などちょっとした運動をするときも同様です。吐くことで副交感神経を働かせます。

普段はそこまで意識する必要はありませんが、ふとしたときに深呼吸してみましょう。仕事の疲れを感じたとき、緊張して神経が高ぶっているときは交感神経優位ですから、深呼吸で気持ちや身体をリラックスさせましょう。

第5章

血管を硬くさせない健康法

油断ならない不整脈

先日、外来で不整脈のある30代の患者さんが来て、30分かけて不整脈のリスクを説明しました。簡単に要約すると「不整脈を放っておくと血液の流れが悪くなって、心臓に負荷がかかります。すると心臓が肥大したり、弁の動きが悪くなって色々な病気につながります」というようなことです。ところが、翌日にすぐ電話がかかってきて、「不整脈があると心臓病になりやすいのですか?」と質問してくるのです。「放っておいたらダメなのか」と聞きたいのかもしれませんが、風邪を引いたり、ちょっと頭痛がするのと同じように捉えているのかもしれません。

ちょっと脈が飛ぶというような軽い症状ならともかく、先日の患者さんはWPW症候群という危険な不整脈でした。そのような診断結果も伝えて、しっかり治療しなければいけないと伝えているのに、自分だけは大した病気ではないと信じたいのでしょう。

不整脈を放っておくと、長島茂雄さんや小渕恵三元首相のように、脳梗塞につながるケースもあります。検査して、時々ポンポンと脈が飛ぶような軽いものなら過度な心配は不要ですが、心房が細かく動く「心房細動」があるような場合は注意しなければいけません。不整脈といっても侮れません。身体の不調サインが出る前に、交感神経過多になっていないか、自分の生活習慣を振り返ってみましょう。

一度病気をすると健康に対する意識が高まる

病気になったために生活習慣を改め、自律神経を鍛えて以前よりもいきいきした人生を過ごしている人はたくさんいます。

私は大学時代ボート部で、激しい練習をこなしていました。夜遅くまで起きているると早朝の練習に間に合わないため、生活のリズムには多少気を遣っていましたが、健康意識は低く、ある日、腰を痛めて復帰できなくなりました。

そこから身体に無理をさせてはダメだと気づき、身体を鍛え直したり、本格的に生活習慣を改めていったのです。さらに医学部で得た知識も影響し、健康意識は若いころから高くなりましたが、多くの人は30代後半から40代に入り、ようやく自分の健康について考え始めます。体力の衰えを感じたことがきっかけのようです。

体力だけでなく、記憶力が落ちるという話もよく聞きますが、私は現在のほうが物事を良く覚えられる気がするほどです。数字なども医療の分野に関しては興味があるのですぐに覚えられます。

今、生活習慣が乱れている人は、20年後にツケが回ってくると思ってください。先述したように自律神経を鍛えていれば、それほど衰えは感じないものです。

ハードワークでも精神面を充実させる

私もハードワークになっていた時期がありました。最初の10年間は、外科医としてのスキルを向上させたい願望が強かったのです。

学生時代に1年間休学してドイツに行き、レベルの高さに圧倒されました。ある意味、危機感からドイツへ渡ったのです。

日本で医者をしていれば、卒業直後でもアルバイトをしながら月に50万円の収入も得られたかもしれませんが、ドイツの奨学生なら月に10万円です。ハングリーであったから、ドイツに渡って貧しい暮らしをしながら修行を積めたのです。

働き盛りのときに、自律神経のバランスを保って血流をコントロールするのはなかなか難しいかもしれません。実際に私も交感神経が優位だったと思います。

時には、夜中に5人の緊急手術をしました。身体は疲労感でボロボロですが、「患者さんのため」という気持ちが後押ししてくれました。肉体を酷使せざるを得ない環境でも、精神面での充実感があれば乗り越えられます。

やはり長年やってきた一番の意欲は「患者さんのため」です。仕事にやりがいを見出すことで、同じ作業をしても達成感を味わえます。それは副交感神経を働かせるものです。

少し経験を積むと、後進の育成や、専門分野以外の領域も知る大切さもわかってきます。ただの事務的なやりとりでは副交感神経は刺激されませんが、たとえば、相手が抱えている悩みに対して「こう思う」「自分ならこうする」と考えるようなコミュニケーションは、交感神経過多から立ち止まって考えるきっかけになります。

増える高齢者の生活習慣病

食べたり、動いたりして体温が上がれば、汗をかきます。汗腺が開いて、身体に溜まった熱を発散させるのです。人間の身体は、体温が37度以上になると生体活動に支障が出てくるため、熱を外に放出しようとします。

交感神経が働くと、血管を締めて身体を緊張させます。心臓も締まった血管に対して、血液をたくさん送らなくてはと、普段以上に激しく動きます。血管に弾力性があっても、交感神経優位の状態がずっと続いてしまうと、ホルモン系を要因とする高血圧になります。

高齢になると副交感神経優位の生活に変わる人が多いのですが、高血圧になりやすいのは、老化により血管が硬くなるからです。やわらかいゴムホースより硬いゴムホース内部の水圧は高いのと同様で、自律神経のバランスを整えて血管を締めたり緩めたりしながら弾力性を保っていないと、動脈硬化になって、副交感神経優位になっても血管を広げることができません。

また、塩分の摂りすぎにも気をつけましょう。お醤油などは昔から和食に使われていますし、漬け物なども塩分が多く、日本人は塩分過多の傾向があります。

最近は昔なかったような油の摂りすぎという側面も強く、高脂血症も加わりました。身体の中に油が溜まっている状態が高脂血症です。ただし、高脂血症でも元気な人もいます。じつは高脂血症そのものが悪いわけではありませんが、病気になる危険性が高くなることは確かです。脂があって血液がドロドロしていると血栓ができやすくなり、血管が硬くなって高血圧になりやすいのです。

交感神経を刺激することも少なければ、副交感神経の閾値も上がらず血管を開こうという働きも少ない。さまざまな要因が重なって、高齢者の生活習慣病は増えています。厚生労働省の「患者調査の概況」(平成23年)では、平成20年の調査と比較してわずか3年で「高血圧性疾患」が110万人増、「高脂血症」が45万300

0人増となっています。

じっと座っていたら筋肉が固まって腰が痛くなりますよね。それと同じで、血管もずっと同じ圧しかかかっていないと硬くなってくるのです。感動したり、運動して、交感神経を働かせたあとに副交感神経を刺激すると、血管の弾力性を保つことにつながり、生活習慣病の予防にもなります。

ラジオ体操が健康長寿の秘訣

私は、毎朝ラジオ体操をしています。ラジオ体操は、身体の部位を満遍なく動かし、短時間で終わるので、とてもすぐれた運動です。

家の近くでは、6時半ごろから公園でラジオ体操をしている人たちがいますから、私も6時には家を出て、散歩がてらラジオ体操をしている公園へ出向きます。時間は必ず朝の6時半なので、そのためには6時前に起きる必要があります。自ずと早く寝るというサイクルになってくるのです。習慣になっているので、ラジオ体操をやらなければ1日が始まらない気分になります。

そういう生活が当たり前になると、毎日家でゴロゴロと過ごしていられなくなります。最近、40代以上を中心にロコモティブ症候群という症状が増えています。簡単に言うと足腰が弱くなってしまった状態のことです。運動不足により筋力が衰えているのです。

ラジオ体操はロコモティブ症候群の予防にも役立ちます。身体を動かすことで血液などの循環器が活性化され、ある程度血圧が上がるので血管に弾力性がつきます。

身体を動かすと酸素を消費して心臓を早く動かすことにつながるので、朝起きて60だった脈拍はいつの間にか90くらいになっているはずです。全身を使うラジオ体操によって、血液が身体に均等に流れるので、自然と活動モードになります。

その後に食事をすると、胃が働きやすくなっているので、消化もスムーズに進みます。

血流を良くする食事

食事の際は、塩分とコレステロールの摂りすぎに注意しましょう。塩分を摂りすぎると、身体は塩分によって高くなった血液の浸透圧を下げようとするために腎臓をフル回転させます。腎臓に負担がかかり、働きが悪くなると、腎臓でつくられる尿量が減るために、身体は血圧を上げてなんとか尿量を増やそうと働きます。

また、血液の塩分濃度が上がりそうになると、身体は副腎からアルドステロンというホルモンを出して、血の量を増やそうとします。その結果、血圧が上がってしまいます。高い圧に対して心臓が血液を送ろうとするので、心臓にも負担がかかります。

血管の壁は内層、筋肉層、外層という三層になっているのですが、コレステロールの高い食事を続けていると、内層がどんどん肥厚してきます。つまり、厚くなっていくのです。

血管の太いところならまださほど問題がありませんが、細いところでは詰まってしまいます。その結果、血液が流れにくくなり、どんどん血圧が上がります。血管は高い圧力に負けじと硬くなるので、動脈硬化が起こるのです。その後は血管が破れたり、血管が詰まって脳梗塞や脳出血にもなり得ます。

脂肪やタンパク質はエネルギー源になるので、全く食べないのも問題です。脂っこいものは控えめに食べるのがいいでしょう。私は1週間に1回、または2回くらいにしています。糖分もエネルギーになりますが、すぐに燃えてなくなってしまうため、それだけに頼るのは問題です。

花や植物なども、弱っていたら風が吹いたときに倒れてしまいます。ただ水だけをあげていればいいのではなく、肥料が必要です。同様に、身体にもバランスよく良い栄養を与えないと、細胞がしっかり育っていかないのです。

血液は流れる臓器。十分な水分補給を！

身体の約70パーセントは水分ですから、水分をしっかり摂ることも大切です。すべての細胞が水で満たされているので、細胞の活性化には水分が必要です。枯渇すると、代謝が悪くなります。肝臓、腎臓といった臓器の働きも鈍ります。

血液は「流れる臓器」や「流動臓器」と言われます。血液は95パーセントほどが水分ですから、水が足りないとドロドロして血栓ができやすくなります。血液をサラサラにしておかないと末梢血管まで循環しないのです。

水は1日に2リットル以上飲むことをお勧めします。喉が渇いているのは、体内の水分が不足しているということですから、渇きを感じてから飲むのでは遅いのです。午前中に1リットル、午後に1リットルを目安にしましょう。

水分が足りないと、皮膚のツヤもなくなってきます。皮膚がカサカサということは、肝臓も腎臓などの臓器も乾いた状態になっているということです。そこまで意識してこまめに水分補給しましょう。

朝の5時は心筋梗塞、脳梗塞の要注意時間帯

心筋梗塞や脳梗塞が起こりやすい時間帯があります。それは、朝の5時です。心筋梗塞や脳梗塞が起こりやすいとは、最も血圧が上がっているということです。それが朝の5時なのです。

じつは心筋梗塞や脳梗塞を起こして、目が覚めるというケースが非常に多いのです。その時間には寝ているという人でも、身体が起きようと血圧が上がってきて「うー、痛い」となります。

そう考えると、夜遅くまで起きていることがいかに身体のリズムに背いているかがわかります。やはり早寝して、朝5時に起きるのが最も健康に良いのです。

第6章

骨密度を高くする生活習慣

ミネラルの摂り方に注意する

食事の栄養バランスを考えるときには、糖分、脂質、タンパク質などのほかに、ミネラルも大切です。

ただし、腎臓が悪い人は摂りすぎに注意してください。腎臓はフィルターのようなもので、ミネラルの濃度が高い、つまり浸透圧が高いと水分を身体に多く取り込みすぎてしまいます。学校で習った覚えのある人もいるかもしれませんが、浸透圧の高い液体と低い液体のあいだに水だけを通すフィルターを張ると、水分が浸透圧の高いほうへ移動するというものです。

つまり、腎臓は身体の毒素を排泄していますが、体内のマグネシウムやカリウム、カルシウムなどの濃度が高すぎると、毒素も水分も体内に溜め込まれてしまいます。結果、身体がむくみます。

腎臓が正常な人であればビタミンとミネラルは、タンパク質や脂質の代謝に役立ちます。カルシウムやマグネシウムを十分に摂れれば、骨密度の高い状態を維持することができます。これらは魚、のり、わかめなどで効率よく摂取できます。

骨密度は、年齢と共に徐々に上がり、18歳くらいでストップします。あとは下がるだけなので、どれだけ維持できるかが大切です。

高齢者になってから、ミネラルが不足しているからといって過剰に摂取すると、腎臓に負担がかかりすぎてしまいます。カルシウムを摂りすぎると血管が硬くなり、動脈硬化が進んでくるため血圧も高くなります。骨密度を上げようとしても、副作用のほうが多くてなかなか上げられません。腎臓の働きが良ければ排泄されるものですから、摂りすぎの目安は人によって異なります。

普通の食生活で摂りすぎになることはあまりありませんから、血液検査でカルシウム濃度が低い場合にはサプリメントなどで補ってもいいでしょう。もし、ミネラルを摂って血圧や脈拍が上がってきたら医者に相談してください。

骨密度を維持するためには、もちろん運動も効果的です。運動による骨への刺激が、骨芽細胞を刺激して骨細胞を増殖するので、骨の若さを保ってくれます。簡単に言うと、飛び跳ねたりすることで骨に物理的な刺激が与えられ、その刺激が骨密度を保ってくれるわけです。

ウォーキングなども適しています。筋肉は身体を動かさないと衰えますが、骨もやわらかくなって骨折を起こしやすくなります。

「食べ方」に気をつける

朝は軽く、昼は普通、夜はしっかり、という人が多いようですが、健康のためには昼にしっかり食べて夜は軽めがいいのです。最近は朝食を食べない人が多いようですが、私はライ麦が入ったドイツパンを3枚くらい食べます。朝早く起きているため、朝食までにお腹が減っており、たくさん食べられます。また仕事柄、昼食をいつ食べられるかわからないので、余計にしっかりと食べます。

白いご飯を食べると血糖値が急に上がり、会社に着くころには下がってしまう可能性が高いです。朝の電車でよく寝ている人がいますが、あのような光景はドイツにはありません。夜遅く寝るというのも原因かもしれませんが、朝に糖分を摂りすぎる傾向があるのも原因のひとつでしょう。急激に上がった血糖値を下げようとインシュリンが多く分泌されて眠たくなります。朝食は玄米などの血糖値を急に上げないものにしましょう。

私はヨーロッパに住んでいた時期が長かったので、朝はパンやシリアルなどが中心です。甘くなくて、ライ麦などが入ったものを選びます。

また、朝の果物はゴールド、夜の果物はシルバーと言われます。朝からビタミンを摂るのは新陳代謝を良くして、血をサラサラにします。血の巡りが良くなるので、これから活動するという朝がベストなのです。

ドライフルーツでも良いでしょう。砂糖が加えられているものは避けたほうがいいですが、果糖は血糖値の緩やかな上昇をもたらします。

もちろん、昼食をしっかりととれる人は、昼をしっかりと食べて、夕食を早めに軽くとれば、朝はそれほど食べなくてもかまいません。一定の生活リズムを築けば、それに合わせて、身体もある程度チューニングすることが可能です。

1日3回の食事のうち、お昼はできるだけバランスの取れた食事、つまりタンパク質、糖分、脂肪分を満遍なく摂りましょう。加えて、ビタミンなどを摂れるサラダも意識して献立に入れてください。

仕事をしていると、同僚とランチに行ったり、接待などで食べるものを選びにくいかもしれませんが、ラーメンやうどんでお腹を膨らませて終わりという食事はできるだけ避けてください。炭水化物を摂ると、お腹が膨れて血糖値が急上昇して満足した気になりますが、糖分はエネルギーとしてはすぐに燃え尽きます。

対して、お肉の脂肪分やタンパク質は徐々にエネルギーを出していくので、持続性があります。午後になって集中力散漫になるという状況を防げます。

フランスなどでは、お昼は2時間くらいかけてゆっくり休みます。家に帰って昼食をとり、少し昼寝（30分程度）をして会社に戻るのです。ドイツではお昼を小1時間くらいで終わらせるものの、ある程度はゆっくり休んでから仕事を再開します。

食事を短時間で済ませて、すぐ仕事に戻るのは身体の自然なリズムではありません。昼食は大量の炭水化物を避けて、できるだけゆっくり食するように心がけてください。

夕食は、「早め」と「軽め」がポイントです。日が沈んで暗くなると脳内ホルモンのひとつであるメラトニンが出て、徐々に脈が下がって血圧も低くなっていきます。身体が寝る準備をし始めるのです。

お昼を食べすぎると仕事の能率が上がらないのなら、朝や夜に多少量を増やしてもいいでしょう。それでも食べすぎたり、夜遅くに食事をとるとアドレナリンが出て、身体が休みモードに入りにくく、なかなか眠れません。

私が勧めているのは18時前に夕食をとることですが、守れる人は少ないようです。それでも19時前には食べ始めたいところです。寝る時間から逆算すると、3時間前には食べ終わっているようにしましょう。23時に寝るなら20時には終わるようにしてください。

23時から2時までが身体の細胞が回復・修復されるコアタイムなので、遅くとも23時には眠りましょう。私は22時を目標にしています。そうすれば、自然と朝5時には目が覚めます。早起きすると、散歩したり、ラジオ体操をしようという気持ちになります。朝6時過ぎまで寝ていたら「6時半のラジオ体操はしなくていいか」という気持ちになってしまうでしょう。

今、私はひとり暮らしなので、会食などがないときは、夕食を極力自分でつくるようにしています。生姜焼や野菜炒めをつくったり、ほうれん草やブロッコリーを茹でるなど、野菜もちゃんと摂るように意識しています。

また、毎日ではありませんが味噌汁などもつくります。夕食のご飯は軽く1膳なので、1合炊いたら2日分になります。冷凍しておいて、電子レンジで温めて食べるのです。

会食などもありますが、食べすぎないように1皿につき少しずつ残します。食べ残しはマナー違反ですべて食べることを習慣としている人がいますが、ヨーロッパではははじめから少なめをオーダーして食べ残しがないように心がけます。もし食べきれない場合には残しても当たり前です。健康のためですから、気に病まなくても良いでしょう。

酵素は普段どおりの食事で摂取していれば十分

少し前から、酵素が話題になっています。まだまだわかっていない部分の多い分野です。酵素はエンザイムとも呼びますが、さまざまな種類があります。身体からホルモンが出るときに、単独ではなかなか働かず、助ける役目として酵素があるのです。いわゆる助手のようなものです。

胃で食べ物を消化する際にペプシンという消化液が出てきますが、それに対してジアスターゼという消化酵素が出てきます。その酵素のおかげでペプシンがうまく働けるのです。ペプシンは、ジアスターゼがないと不十分な働きしかできません。

「酵素をたくさん摂ったほうがいい」とテレビや雑誌などでよく見聞きしますが、そもそも人間の体内にはたくさんの酵素があります。

しっかりと太陽に当たり、栄養バランスの取れた食事をしていれば、酵素が足りなくなるということはないはずです。納豆や味噌などを日常的に食べるだけで十分でしょう。

ファーストフードなどが増えて脂肪分が多くなると酵素がよく働けない状況になります。日本が長寿の国と言われるのは、食文化が大きく影響しています。昔から食べられてきたものをとりましょう。ちなみに、味噌汁は塩分が多いため、できれば出汁をよくとって味噌は少なめにすると良いでしょう。

シニアほど運動を!

平成23年10月発表の総務省人口推移の統計によると20年後には半数が60歳以上という年齢に達することが予測されます(総務省発表)。

還暦を迎える年齢になると自分は年を取ったと思う人が多く、周囲からもそうし

日本の人口ピラミッド

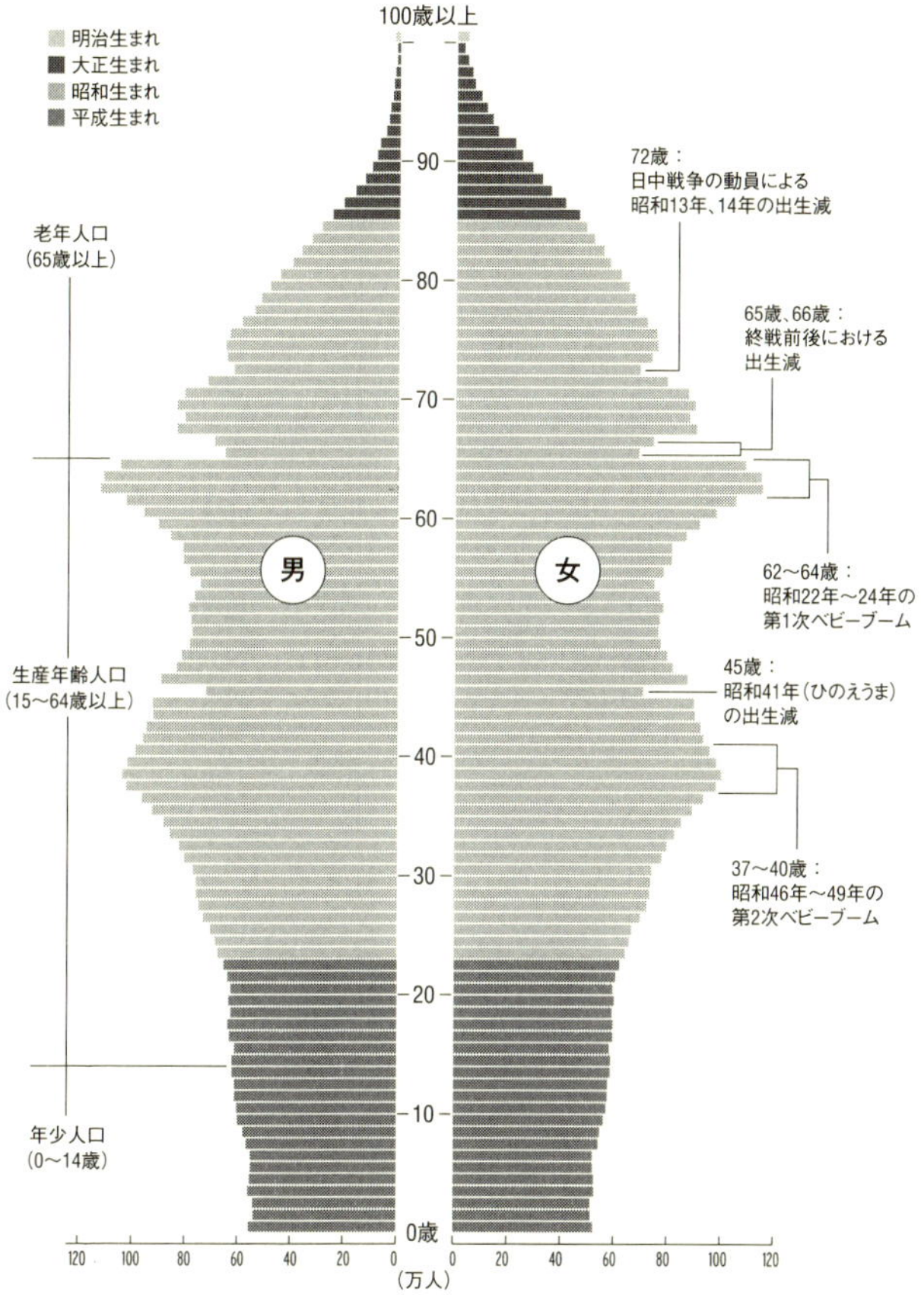

総務省統計局　人口推計(平成23年10月1日)

た目で見られるようになります。それは勤務する会社の定年（60歳～65歳）という社会的制度のために仕事を退職せざるを得なくなり、否が応でも自分は年を取ったと認識せざるを得なくなるわけです。

そのような〝シニア〟と呼ばれる人たちは定年と共に一気に交感神経の刺激を失い気分的にも暗くなったり、病気になりがちになります。

人間の身体は使わなくなればどんどん退化していきます。中でも関節、骨、筋肉といった運動器はてきめんと言ってよいでしょう。たとえば心臓の手術を受けて数日間寝たきりになるだけで足腰が弱り1週間近くリハビリが必要となります。ラジオ体操、ウォーキングといった日ごろからの運動がいかに大切かと言うことです。

外に出て、なるべく土の上を歩こう

ウォーキングも歩き方が悪いと膝の関節がダメージを受けます。そこをカバーするために腰が曲がり、背中が丸くなった姿勢になります。

ラジオ体操やウォーキングは家の中やジムでもできますが、できれば外でやるほうがいいでしょう。外気に触れて「風が気持ちいい」「空気がひんやりと冷たい」と感じることは五感を使うので、副交感神経を刺激します。

土の上を歩くのがお勧めです。やわらかいため、アスファルトよりは骨や関節への負担がかかりません。

都心ではなかなか土の上を歩ける場所が見つからないこともあります。自分の足に合った靴を選んで、負荷を軽減しましょう。詳細は拙著『病気にならない歩き方』を参考にしていただきたいのですが、靴選びのポイントだけ列挙します。

・正しいサイズである
・つま先にゆとりがある
・母趾、小趾が足と一致している
・踵がしっかりと収まって抜けない

有酸素運動を持続するパワーウォーキング

私は毎朝の運動としてラジオ体操のほかにパワーウォーキングをしています。パワーウォーキングとは、私の友人であり、元競歩の金メダリスト、ハートヴィッヒ・ガウダー氏が提唱しているウォーキング法です。背筋を伸ばして、直角にした腕をしっかり振りながら、踵から着地してつま先に向かって足をローリングすることで、適度な負荷で有酸素運動を持続できます。

ルートは決めていませんが、毎朝30分～45分くらいパワーウォーキングで散歩しています。一番大切なのは、持続することです。ラジオ体操や散歩は、いつでも誰でもできることですが、朝の決まった時間に必ずすることが大切です。

私は朝起きるとまず紅茶を飲みながら新聞を読みます。そして、6時半になるとラジオ体操が流れるので、自然と身体を動かしたくなってきます。

ラジオ体操は満遍なく全身の筋肉を動かすことができ、循環器系も刺激されますが、継続した動きではありません。ウォーキングなら、その刺激が長く続きます。

30分くらいパワーウォーキングすると、代謝系がエネルギーを供給するモードになるので、脂肪燃焼が活性化します。

上級者はジムでのトレーニング

私がジムに行くのは、筋肉をつけるというよりも運動不足を解消するためです。週に1回～2回、出張先のホテルでも行くことが多いです。

まず15分間自転車を漕いでウォーミング

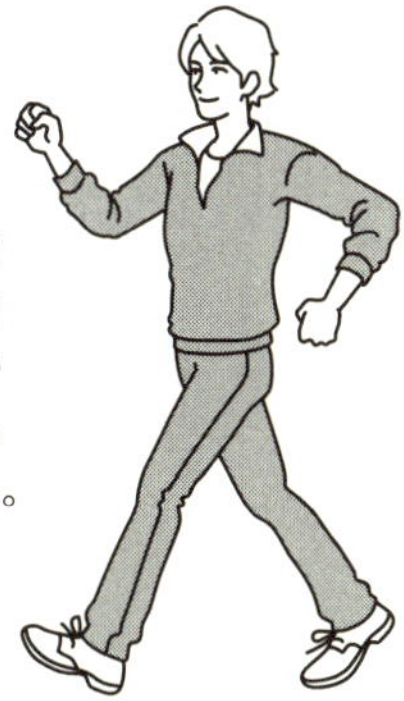

歩行技術

上体をまっすぐにして立ち、肩をやや後ろに引き、視線は前に。肘は直角に曲げて、踵から足をつけ、つま先に向かって足裏全体でローリングする。

アップします。そのあとで、筋肉を満遍なく使うために、トレーナーに組んでもらったマシンメニューをこなします。背筋や腹筋、太腿筋、ヒラメ筋など15項目をマシンでそれぞれ2セットずつやるので45分くらいかかります。

最後は、ランニングマシンを時速6キロに設定し、パワーウォーキングを15分します。それが終わったらストレッチをして、お風呂とサウナに入ります。

ストレッチだけでは、筋肉がしっかりほぐれません。終わったら必ずシャワーで汗を流すだけでなく湯船に浸かり、サウナに入ります。

筋肉を使うと乳酸が出てくるため、放っておくと固くなって筋肉痛になってしまいますが、ストレッチしてお風呂に入ることで血流が良くなって乳酸が流れていきます。ジムに行くと、トータルで2時間くらいかかります。

ジムで体型、年齢、筋肉量から有酸素領域の上限となる脈拍を出してもらい、私の場合は運動不足の解消が目的なので、その70パーセントを維持するようなメニューを組んでいます。マラソンに出ることが目的なら、有酸素運動の上限の90パーセントくらいのプログラムを組み立てます。

トレーニングは、頭をリフレッシュする効果もあります。気分転換になりますし、海外へ行ったときには、時差ボケを直すのに最高です。ヨーロッパに行くと、日本時間の夜中2時が、現地で14時か15時くらいになります。頭が朦朧として眠いのですが、外は明るいわけです。そのときに運動をすると交感神経が働き、アドレナリンが出ます。

トレーニングを終えて、ちょうど夜の時間帯に副交感神経が優位になって脈が下がってくるので、徐々に寝るモードになっていきます。ですから、海外に限らず、ジムに行くのは夕方がお勧めです。

休日には14時ごろに行くこともありますが、軽くお昼を食べておくと、トレーニングを終えたあとリラックスして、15分から30分くらいの短い昼寝ができます。副交感神経を鍛えることにつながります。

平日でも時間があれば15分くらい眼を瞑って副交感神経を働かせています。交感神経過多になるのを防ぎますし、頭がリフレッシュして、午後の能率も上がります。

運動ができない場合には……

高血圧症の人が、いきなり高負荷の運動をすると、急激に交感神経を刺激するので危険です。

高齢になると、若いころに比べて交感神経の閾値は下がっていますし、アドレナリンもそれほど多くは出ませんから、少しずつ閾値を上げていくことが大切です。

運動やスポーツができればいいのですが、難しければ感動体験を多く味わうだけでも交感神経が刺激されて、アドレナリンが分泌され、血圧と脈拍が上がります。その後、副交感神経が働いて血管を広げて血圧と脈拍を下げていきます。エンドルフィンによって、爽快感を味わうことができるのです。

アドレナリンと、少し遅れて出てくるエンドルフィンと両方が働いて、はじめて感動している状態だと言えます。鳥肌が立ったあと、ふわーっといい気持ちになる、それが感動を味わったという感覚です。自律神経が鍛えられます。

とはいえ、感情的なもので大きなショックを受けることはよくありません。マラソンなどの体力の限界に迫る激しい運動をするようなもので、刺激が大きすぎるとアドレナリンが多量に出てしまいます。

感動を味わう方法

私も毎日感動しているわけではありませんが、数日間、感動体験がなければ、自然と求め始めます。早朝ゴルフなどで自然に触れながら清々しい気持ちを味わいます。パチッと当たったときは気持ちがよく、これも感動体験と言えます。

感動は受け身ではなく、自分で行動することによって、つくっていくべきです。私は幸運にも、手術や治療のほか、仕事によって患者さんから感謝の言葉をいただき感動を味わえます。日常生活で足りないなら、意識的に感動する体験を増やしてください。サプライズを企画したり、恋愛するのも感動につながります。

私は毎朝、感動できること、気持ちいいと思えることを考えます。毎朝8時半からカンファレンスが始まりますが、7時半には病院に着いて誰からも電話がない時間にじっくりと「何をしようか?」と、読みかけの本を読んだり、書き物をするなど、好きなように過ごします。

時には、その時間を早朝ゴルフにする日もあります。朝起きて「いつもより身体を動かしたい」と思ったら、ひとりで〝パワーゴルフ〟をします。

打ったら、カートを引っ張って走るのです。自然の静寂に包まれながら、息が上がるほど身体を使う運動をすると、とても爽快な気分になります。

その日のやるべきことは、ほとんど当日に決めていますが、1日のうち自分のためだけの自由な時間をつくって、思いのままに過ごすとメリハリがついて、やるべきこともしっかりとこなせます。

第7章

頭をボケさせない暮らし

テレビより新聞やラジオを活用する

充実した人生を歩むためには、頭をボケさせないというのも重要なテーマです。私は〝思考する〟習慣を取り入れています。

朝起きるとラジオを聴き、新聞を読みます。そして、読みながら、いちいち「この論説はよく考えられているな」などと思考するようにしています。

テレビは音声と視覚で情報が入ってくるため、あまり思考力を必要としません。ラジオの天気予報なら「西から高気圧が迫ってきていて……」「台風が東に抜けて……」と聞いたときに、頭の中で天気図や日本地図を想像します。

さまざまな人との出会いを楽しむ

日本では、同業者しか付き合いがないという人が多いですが、ドイツでは、プライベートで医者同士が集まるということはまずありませんでした。

日本にいる私の友人がゴルフコンペをやろうと言い出したときも、私は「医者だけでやるなら参加したくない」と言いました。すると友人は医者以外の人も誘ってくれました。3年ほど前から規模が大きくなりましたが、医者は私とその友人の2人だけで、うなぎ屋さんや大工さんなど、さまざまな職種の人を集めて20人くらいのグループになっています。

フランスなどでは、還暦祝いや息子が結婚したパーティ、食事会など、集まって楽しく過ごす習慣があります。日曜日にお昼ご飯を食べながら、17時過ぎまで子どもを連れて遊んでいるという光景をよく目にします。

ドイツでもパーティは多いです。意図的に異業種の知人、友人を集めるのです。以前、ハンターを仕事にしている人と出会う機会があり、狩りの話を聞いたことがありました。外気温がマイナス10度くらいの真夜中に山に入り、小屋に座って動物が出てくるのを見張る緊張感が最高だというのです。風が吹いて少し何かが動くだけで「動物が出てきたんじゃないか」と撃つ準備をしたり、出てきたと思って撃ったけれど当たらなかった、明け方になって鳥が一斉に飛び立つ光景が美しかったなど、聞いているだけでその様子が目に浮かんできます。

冬でしたから、私が「こんな寒いときに……」と漏らすと「寒いときだからいいんだ」と言うのです。結局何も獲れなかったという話だったのですが、すごく楽しそうに語っていたのが印象的です。

飲み食いより、初対面の人と話し、自分の知らない世界を見せてもらえることは感動につながります。ほかにも、さだまさしさんの曲「風に立つライオン」の歌詞に描かれるヴィクトリア湖に何万匹というフラミンゴがいて、太陽はさんさんと照っているにもかかわらず、何かの拍子に一斉に飛び立つと空が真っ暗になるという話も聞いたことがあります。そんなエピソードを聞いただけでもケニアに行きたくなるものです。

ドイツの冬は寒いので、友人を誘ってのホームパーティが主流になります。普段から親しくしている3カップルまたは4カップルくらいで、成人祝いや還暦祝い、誕生パーティをするのが昔からの習慣です。誕生パーティはやらないほうがおかしいというほどです。

あるパーティで知り合った人と意気投合して「今度は私のパーティに来てください」というつながりができることもあります。色々なパーティを合わせると、おそらくほとんどの人は年に10回は参加することになります。

さまざまな人たちと交流し、新しい情報を仕入れるというのは想像以上に頭を使うのでぜひ取り入れたい習慣です。ひとりで飲みに行ったり盛り場で見知らぬ人に話しかけるのは、普通はなかなか難しいでしょうから、これまでに出会ったことのないタイプの人と出会えたり、見ず知らずの人に話しかけても違和感のないパーティはボケ防止に打ってつけの方法です。

涙もろさは黄色信号

些細なことで感情を爆発させる人や、涙もろい人は感受性が豊かだと考えるのは間違いです。感動する場面ですぐに泣いてしまう人は、日常で感動する場面にあまり遭遇しておらず、交感神経と副交感神経の閾値が低いと考えられます。ですから涙腺がすぐに開いてしまうのです。

もちろん、泣かないから閾値が高いことにもなりません。閾値が低すぎて、感動を味わえていないということもあり得るからです。

ただ、感動する場面をたくさん経験していれば、ちょっとしたことでは泣かないようになります。感じる力がないのではなく、味わう幅が豊かになるため、涙まで出ることはない、ということです。例えるなら、犬は嗅覚が非常に発達しているため、人間が気づかないちょっとした匂いも敏感に感じ取ります。一方で、人間でもキツいと感じる匂いを嗅いだからといって、気絶するようなことはありません。しかし、キツい匂いとしては感じ取っています。閾値が高くても鈍感ではないことがわかるでしょう。

年を取ると自律神経の閾値が下がってくるので、涙もろくなる傾向にあります。若い人でも経験が少なく、自律神経の閾値が低いと、すぐにキレたりします。

仕事ばかりで楽しみが少なかったり、定年して家でゴロゴロしていたり、交感神経と副交感神経をバランスよく鍛えていないと閾値が下がるため、ちょっとしたことでも感情が高ぶって涙もろくなるのです。

子どもが産まれた途端、家族もののドラマや映画に対して涙もろくなるのは「家族」という領域での経験が浅く、閾値が低いからです。その前は、そもそも家族の話で感動するポイントがないために涙が出ないのです。

たくさんの経験を積み重ねると、同じ感動でも違う角度で深く味わえるようになります。泣く泣かないではなく「あのときはああだったね」とさまざまな経験と照らし合わせて、感動することができるのです。

たまには刺激のある映画や美術鑑賞を

五感を刺激するのは老化を防ぐのに効果的です。映画を見たり、美術鑑賞をして視覚や聴覚を刺激したり、たまにはホラーやサスペンスなど刺激的な作品に触れるのも良いと思います。

アルゼンチン映画「瞳の奥の秘密」は、最愛の妻を殺された銀行員が、殺人犯を突き止め、家の小屋に閉じ込めて痛めつけるわけでもなく、生かしながら苦しめる話です。死刑の是非に関する議論が含まれています。

日本は死刑制度ですが、ヨーロッパでは禁止としている国が多いので、映画の描写によって葛藤が生まれます。目を覆うばかりのシーンが出てきたり考えさせられる作品もたまには良いでしょう。

緊張感のある作品が好みでなければ、観劇をお勧めします。前述した大竹しのぶさんの「エディット・ピアフ」や「ヘレンケラー」もすごく良かったです。よくあんなふうに感情を込めて表現力豊かに歌えるなと感心しました。大変に感受性のレベルが高い方です。

観に行くなら、映画より舞台のほうが格段に五感を刺激します。交感神経の閾値が上がれば、同じ舞台でも都度感じるものが違ってくるでしょう。演技だけではなく、BGMや脚本のすばらしさなど、細かい部分まで高い芸術性を感じられるようになります。「鳥肌の立つような感動」をどんどん体験するのが、頭をボケさせない秘訣です。

旅行で交感神経を刺激する

旅行は、未知の体験ができる最大のチャンスです。本で読んだり、テレビで見るものとは別次元の経験ができます。

私が人生で一番鳥肌が立ったのは、ミケランジェロが描いたシスティーナ礼拝堂の天井画です。1時間というと大げさかもしれませんが、ずっと鳥肌が収まらなかったのを覚えています。血圧も上がっていたと思います。数十メートルに及ぶ天井一面に広がる天井画の迫力は、ウェブや本で見るものとは比較になりません。クロアチアに行って真っ青な海を見ただけでも鳥肌が立ちました。ノルマンディで食べたクレープのおいしさなども、思い出すだけで鳥肌が立つほどです。

旅先では、予期せぬ体験できます。思いがけない光景や状況に遭遇すると、交感神経はどんどん刺激されます。

第8章

良い医者と病院を選ぶために

病院より医者選びをしましょう

最後に、良い医者、良い病院の見分け方を中心に健康を維持するために大切なポイントを私なりの観点でお伝えします。

日本の医療業界では、研究をして論文を書いて、教授まで昇り詰めるという構図があります。50歳までしっかり研究して、定年前の10年～15年くらいで助教授や教授になり、教授になってから15年くらいして現役を退くときに名誉教授になります。

ドイツでは、外科医であれば手術がうまくないと大（学）病院の教授や部長になれません。ドイツでの私の先輩、ケルファー先生は手術がほんとうに上手でした。デュッセルドルフ大学病院時代の4年間くらいは、そのケルファー先生と朝から晩まで手術しっぱなしでした。

一度、彼が風邪を引いたという口実で、手術する予定だった患者さんを任されたことがありました。ケルファー先生は私に独り立ちさせようと思ったのでしょう。すでに500人～600人ほどは手術していましたから「この手術は自分でもできます」と請け負いました。私が32歳のときです。

助手で入るつもりだった私が執刀医になり、若いメンバーと手術を始めました。ところが途中でうまくいかなくなり「このままではまずい」という状況に陥ってしまったのです。

当時は携帯電話がなかったので、ケルファー先生が自宅に戻るまで連絡がつかなかったのですが、ようやく連絡が取れると、とんぼ返りで戻ってきてくれました。手術は無事に成功しましたが「これは自分でもできる」と思っていた私は、頭をハンマーで殴られたような思いがしました。

その後も手術を2000例経験したころに打ちのめされ、10000例経験したころにも苦い経験がありました。さすがに20000例を超すとそのようなことはなくなりましたが、日本では、多くの医者が生涯に3000例ほどしか手術をしません。数百例という人も多いのですが、ドイツでは大学卒業後、6年～8年くらいかけてまず５００例を手術します。そこで専門医と認められて、ようやく本格的なキャリアがスタートするのです。日本では学会によって認定基準も異なります。

そもそも日本で教授になる実績として評価されるのは論文の数です。私がドイツから帰国して日本大学の教授に任命される前に業績を出すように依頼されたときも、臨床数や死亡率をまとめて提出したところ、日本ではどれくらいペーパーを書いたかが業績だと言われました。

また、日本の場合は定年退職すると名誉教授になりますが、大学の教壇には立てません。ドイツでは、プロフェッサーは資格制ですから、定年後も継続します。

ドイツでプロフェッサーの資格を取るのは40歳半ばから50歳くらいです。ポストが空けば教授になれます。ポストが空いていても資格を持つ人がいなければ、最も適した人が臨床教授になります。その場合は定年退職すると教授の肩書きがなくなります。私は資格を取って永代教授になったので、一生涯大学で教えることができます。

教授だからすぐれた治療ができる、知名度のある病院だから安心とは限りません。

そこに何が専門で、どんな症例を多く経験してきた医者がいるのかを見極めてほしいと思います。日本では情報開示が限られているので、一筋縄ではいかないことですが、まずは医者選びから始めるという視点を持ってもらいたいのです。

病院をブランドで選んでいませんか?

日本の医療費は年間約38兆円です。一方で全国公私病院連盟と日本病院会が公表した「病院運営実態分析調査（平成24年）」によると、赤字の病院は67・6パーセントに及びます。

私は今の国民皆保険制度が10年持つかわからないと思っています。その結果、アメリカのようにお金持ちだけが保険に入れて、お金がない人は生活保護という状況になるかもしれません。あるいは、ドイツのように国民皆保険制度を堅持したいなら、無駄を省く必要があります。どの病院にも同じような設備を整えるのではなく、限られた医療財源、設備、人材を最適配分しなければなりません。

大学としては最高峰でも、心臓外科の臨床実績ではトップレベルと言えないところはたくさんあります。その原因のひとつに病院が多すぎることが挙げられます。

私がいたボッフム大学のバードユーンハウゼン心臓・糖尿病センターのように年間6000例となると世界でも珍しいですが、ドイツの平均が年間1400例ほどで、小さなところでも800例は下りません。臨床数をこなしているので、当然手術のレベルは上がります。

ところが、日本では私の病院で年間150例程度です。全国的には決して少なくない数字ですが、これも群馬県の前橋市、高崎市、渋川地区を合わせて約80万人の地域に、心臓外科のある施設が12ヵ所もあるためです。私は熊本赤十字病院にも出張することがよくありますが、熊本市でも73万人に対して心臓血管施設は10ヵ所もあります。

〝医者不足〟もこれに起因します。病院の数が多いので、交代もせずに働き詰めになってしまうのです。医者以外にも、それぞれの病院で看護師や技師、機械が必要になり、病院自体の採算が合わなくなります。

日本では、患者のたらい回しが取り沙汰されますが、これも問題の本質は同様です。ＥＲ（緊急救命室）は本来、脳外科医２人、心臓外科医２人、整形外科医など、10人のメンバーで構成されます。都立や大学病院のＥＲには、国から予算が下りていて、10人のうち４人の給料が払われています。しかし、その４人はＥＲ専属ではなく、自分の所属する病院の脳外科などの医局にいます。そのため、緊急の電話がかかってきても、ＥＲにその専門医がいないという状況が起こりえます。ＥＲの専属であれば仕事がなくてもその場にいなくてはいけないドイツでは考えられません。

「OECD Health Data 2008」によると、人口10万人に対する病院数は、アメリカでは１・９ヵ所、ドイツでは２・６ヵ所なのに、日本は７ヵ所となっています。

もっと病院を減らして１施設あたりの臨床数が増えれば、医療効率も上がり、若い医者も十分な経験を積むことができます。

病院が統合してベッドが４倍になったからといって、医者が４倍必要になるわけではありません。たとえば４倍に対して、医者は３倍程度ですむわけです。

この状況は厚生労働省や学会のせいだけとは言えず、世論がそうさせている部分もあります。マスコミは、日本の病院はどこもすばらしいと喧伝し、一般的には有名な大学の病院だからすばらしい、大きな病院のほうがいいというイメージがつくられていきます。

すると、軽症でも大きな病院で診てもらおうとします。そこで色々な検査をしたら医療費は膨大にかかります。ドイツでは保険証をかかりつけ医に預けておかなければならないので、緊急の場合以外はかかりつけ医の元へ足を運びます。そこで病院で処置が必要かの判断もされるので、医療費の節約になります。

また、周囲の病院がM&Aなどで潰れると、近くの住民は「うちの子は行くところがなくなる」と言い出します。そうは言っても、これまで5分で行けたのが20分〜30分くらいになるという話です。

医療費というのは、国の保険料から支払われているもので、自己負担率が引き上げられたとはいえ、6割近くは国民の税金で支払われています。自分も保険料を支払っているという自負があるかもしれませんが、現実に高齢化社会でこれからますます医療財源は厳しくなります。電力の供給量に限りがあれば、みんなで協力して節電したように、病院も医者も医療費も限られたものであるという自覚が必要です。それが結果的に医療の合理化と効率化を推し進めて、良質な医療という恩恵となって自分たちに返ってきます。

有名大学の教授なら手術がうまいとは限らない

日本でも近年、医療情報が徐々に開示されるようになってきました。ところが、何人手術したか、死亡率はどのくらいだったかと大まかな数値しかまだ出てきていません。

ドイツでは、第三者機関が病院を訪れて、手術を受けて亡くなった方の年齢、性別、合併疾患の有無まで調べます。もし情報を開示しなければ、患者1人あたり1000ユーロのペナルティーが病院に課せられます。そうしてペナルティーを受けたことも第三者機関の報告書に出ていきます。

日本では病院数が多いことに加えて、医師本人が希望する専門分野に進むので診療科による偏りがあります。人気の分野では1人あたりの症例数が薄まる傾向にあります。

また、大学の医局が人事権を持っていますから、医者は関連病院に派遣されて、系列外の病院に医者が必要でも配属されることはありません。勤務医は大学の系列から外れればキャリアが振り出しに戻りますから、大学から離れようとせず、結局地域によって偏在してしまい、これまで述べてきたように臨床経験の少ない医者も入れば、症例数の豊富な医者もいる、ということになります。

ドイツでもアメリカでも専門医の数は、症例数に合わせて限定されています。これは十分な症例数を経験しないと専門医として認定されない仕組みだからです。

自分の病院でおこなう手術数は限られているため、私は若い医者が豊富に臨床経験を積めるよう良い病院を国外も含めて紹介しています。

同様に患者さんも紹介しています。日本へ来て7年~8年経ちましたから、腕のいい医者はだいたいわかってきました。

胃腸関係なら半蔵門胃腸クリニックの掛谷和俊先生、脊髄疾患なら市川総合病院の整形外科部長の白石建先生、小児の心臓外科は岡山大学病院の佐野俊二先生、群馬県立小児医療センター心臓外科部長の宮本隆司先生、血管外科は東京慈恵会医科大学付属病院の大木隆生先生、肝臓は元北海道大学の教授で現・聖マリア病院研究所所長の藤堂省先生など、名医は各所にいます。

しかし、これは珍しいことです。いまだに日本の医療は大学の縦割りの医局制度ですから、横のつながりがありません。もし内科医の先生が個人的に他病院の心臓外科医をよく知っていて、「この患者さんの症状は、○○病院の○○先生が経験豊富だ」と思ったとしても、同じ病院内に心臓外科医がいるわけですから、彼らに治療を任せるのが当たり前です。

さらに開業医でも患者を抱え込む傾向があります。ドイツではかかりつけ医に保険証書を預けるので、たとえば内視鏡が必要ならほかの内視鏡のできる医者を紹介しますが、治療が終われば、その患者は自分のかかりつけ医のところへ戻るのがルールです。日本では、専門特化したクリニックにはまだ紹介があるようですが、地域の開業医同士でネットワークができている例はほとんど耳にしません。

医者にかからなくても病気は治る

病気になるとすぐに総合病院へ行き、薬を処方してもらうという人は多いのですが、これまで述べてきたように、薬は自己治癒力を養いません。

糖尿病や高血圧が原因で心臓が悪くなった患者さんが、生活習慣や食事を改善すると、薬を使わなくてもみるみる元気になっていく例はたくさんあります。

もちろん、かなり病気が進行していれば、投薬、手術などを通して徹底的な治療を施しますが、その場合にも生活習慣の指導は必ずします。

最近診た患者さんで「時々胸がすごく痛くなる」という方がいました。どのような痛み方かを聞くと「すごく心臓がバクバクする」と訴えるのです。おそらく、脈が急に上がっているのだと思いますが、それが日に何回も起こると言います。そのうち気が気ではなくなり「また起こるのではないか」と心配するからまた起きるという悪循環になっていました。

循環器系の相談に来られた患者さんには、必ず生活習慣について尋ねます。その中で最初の質問は「あなたは何時に寝ますか？」です。案の定「夜の12時前に寝ることはない」と返ってきました。「それはどういうことかわかりますか？」と聞くと、「仕事が終わらないので……。そんなに早く寝ないといけないのですか？」と逆に質問してきます。私が「今の生活を続けていたら、もっと大きな病気になってしまうでしょうね」と言うと、ようやく少しだけ理解していただけたようでした。

繰り返しになりますが、日が沈めば身体が自然に休もうとします。脈もしだいに遅くなり、眠気が出てくるようになっています。それに反してスマートフォンを見たり、仕事をしたり、ネットをしていると、脈がどんどん上がっていきます。そこで、自律神経のバランスが崩れます。副交感神経による制御が効かなくなって、脈が乱れてくるのです。

本来なら、脈拍が上がると副交感神経が抑えるはずなのですが、自律神経のバランスが崩れているので、副交感神経が付いてこずに、不整脈や頻脈が起こります。身体のバイオリズムに従った生活習慣で、自律神経のバランスを保ちながら、しっかりと休息を取っていて「病気がち」という人は見たことがありません。先天性のものを除けば、ほとんどの心臓の病気は生活習慣が原因で起こっています。医者にかからなくても、薬を使わなくても、ライフスタイルを見直せば自己治癒力で病気は治すことができます。

薬は身体を甘えさせる

ここまでお話してきて、自律神経のバランスを整えて、自己治癒力を高めることが、いかに健康につながっているのかがわかっていただけたと思います。

薬を飲んだだけで病気が治るわけではありません。胃の痛みを和らげる薬を飲めば、痛みは和らぐかもしれませんが、痛みの原因を治すのは自己治癒力です。医者が「薬を出しておきます」と言っても、薬によって痛みを忘れているあいだに、自分の力で治していたという場合も少なからずあります。

東洋医学は、自然治癒を促すやり方です。咳が出ても、無理に止めません。特定の箇所を温めるなどして、身体の治癒力を高めます。

その結果、白血球がますます活発になり、余計に抗原を殺そうとします。体内で戦っているわけですから、咳が増える場合もありますが、それによって菌や白血球の残骸を外に出すように促すのです。

日本は西洋医学が中心ですから、医者に行くと、すぐに薬を処方されます。医療のシステムとしても、薬を出さないと病院は経営していけません。

お腹が痛いときに痛みを止める薬を飲むと、痛みは消えるかもしれません。しかしその痛みが起きている理由を考えると、身体に何かの不調があるからです。もし下痢であれば、少しお腹に合わない物を食べたのかもしれません。何日も続くのは問題ですが、1日ぐらいなら出す物を全部出してしまったほうがいい場合もあります。薬で抑えると、身体の中に溜まったままですから、やはり良いとは言えません。

頭痛も同じです。頭痛になる原因はさまざまで一概には言えませんが、血管が収縮して酸素が十分に届いていないことが多くあります。痛みを止めるような薬を飲むことが必ずしも効果的であるとは言いきれません。安静にしていれば血管が開いてきて、血液の循環が良くなり、酸素が行き届いて治るケースもあります。それなのに、薬を飲んで「痛みがないから」と働き詰めだと、頭に酸素が行かないまま、痛みを感じる神経を麻痺させることになります。

身体が自己治癒しようとする働きを薬が妨害してしまいます。どこかが痛むとすぐに薬を飲むという対処法では、自律神経が正しく働かなくなります。

また、薬には多かれ少なかれ副作用があります。刺激のある強壮薬などの常習は、便秘になりやすくなるといったものです。さらに、複数の薬を飲んでいると、副作用も複雑になります。

一緒に飲んではいけない薬は多数あり、ある程度は検証されています。そのため、病院へ行くと「いま飲んでいる薬はなんですか?」と必ず聞かれるわけです。組み合わせてはいけないとされる薬を排除することが目的ですが、時には10種類以上も飲んでいる患者さんもいます。1つの薬で5種類くらいの作用があったとしたら、副作用や相乗作用を把握するのは非常に困難です。

私の患者さんで、15種類の薬を飲んでいた人がいました。定年したのでゆっくりしようかと思いつつ、なかなか踏んぎりがつかずに仕事を続けている方でした。仕事をしているとストレスもありますし、外食も多かったようで、体重も標準よりずいぶん重かったのです。夜12時前に寝ないので、高血圧になり、狭心症になって、薬を飲み始めましたが、腎臓も悪くなり脚がむくんできたため、利尿剤を飲みます。そうするうちに夜眠れなくなり睡眠薬、睡眠薬は便通を悪くしますから便の出やすくなる薬……。気がついたら全部で15種類くらいになっていたのです。

その人に対して「もう薬は全部やめなさい。15種類飲まなくていいですよ」と言いました。「ええ！　薬をやめたら病気になりませんか？」とびっくりしていました。しかし、私に言わせれば、すでに重篤な病気です。自律神経失調症と言っていいでしょう。生活習慣が非常に悪いため、さまざまな症状を緩和しようと薬に頼りきっていて、それがさらに身体を悪くしていました。

薬をすべてやめて、早寝早起きに切り替えるように指導しました。22時半ぐらいには寝るようになり、朝も6時には起きられるようになりました。生活リズムが本来持っている身体のリズムに合ってきたので、睡眠薬がなくても22時ごろには眠気が出てきたと言います。

結局、2ヵ月しないうちにピンピンして「ありがとうございました」と言っていました。

これまでに処方された薬をすべてやめるように指導するのは、医者として多少のリスクがあります。問診だけで「薬をやめていいですよ」ということはあり得ませんから、しっかりと検査をします。心臓そのものに器質的疾患はないということを確認しなくてはなりません。器質的疾患というのは、心臓の筋肉がおかしい、弁がおかしい、動脈が詰まっている、という物理的な異常が見られることです。

私の病院を訪れる患者さんは、器質的な異常がある人のほかには、交感神経過多の人や、自律神経のバランスを崩してしまっている人が多いのですが、副交感神経が優位な状態が続いているような人は、うつ病などの精神的な病気にかかります。その結果、胸がドキドキしたり、不整脈を起こすようなことがあります。

循環器系に症状が出る神経系の病気ではうつ病が一番多いのですが、うつ病のための薬を飲んでいるので、脈がものすごく遅くなっています。本来なら、身体を少し動かせば脈が80、90と上がってきますが、40台で収まってしまうのです。それでは身体がだるくて仕方がなく、動けません。動かないから太る、太るから余計に息切れして動けなくなる、という悪循環に陥ります。

年間に交通事故より多い3万人以上が自殺していますが、内閣府の「自殺対策白書(平成23年)」によると、原因・動機特定者2万3572人のうち1万5802人が「健康問題」を抱えていて、その中で「病気の悩み・影響(うつ病)」は7020人と最も多くなっています。うつ病は年齢に関係なく発症しますが、このうち50代・60代の割合が多いのです。

うつ病で不整脈になるのは、自律神経のバランスが壊れているということです。自律神経が機能していれば、必要なときに脈拍を上げたり、下げたりします。それが、薬の副作用によって、コントロールできない状況になってしまうのです。

ほかにも副交感神経の働きが鈍くなり、腸が動かないので、ほとんどの人が強烈な便秘になります。

抗うつ剤は、うつ病の人が深刻に思い込んでいくのを防ぐために、自律神経、とくに交感神経の働きを抑制します。美しいものを見てすばらしいと思ったり、逆に怖いものを見て恐怖を覚えるという感覚も下がってしまうので、気持ちは落ち着きますが、頭のキレはなくなっていきます。

うつ病というのは、元々躁うつ病で、躁状態とうつ状態を繰り返す病気です。何かをきっかけに興奮してテンションが上がり、躁状態になります。そのうちに谷底へ落ちるように落ち込んで、うつ状態になる。繰り返しているうちに、躁状態がなくなって、うつの部分だけが残るというパターンです。

躁うつ病という病気が元なので、感情の起伏が激しい人がなりやすいという特徴もあります。

循環器系の症状を改善するためには、薬で症状を抑えるだけではなく、まずはうつ病を治すための治療をする必要があります。うつ病の原因はほんとうにさまざまですが、神経内科や心療内科にかかって、うつ病になってしまった原因を断ち切らなくてはなりません。

健康診断だけでは病気は見つからない

自分の健康に自信がありますか?

「健康診断で何も問題ないから大丈夫」と思っている人が多いかもしれませんが、検診というのは、広く浅く病気を拾うというものです。大きながんや心臓病、白血病などをチェックするのに役立っているのは確かです。ところが、「検診で問題なければ心臓病にもがんにもならない」と思っている人がたくさんいます。

私が専門としている心臓で言えば、自治体や会社で実施している検診で器質的な病気がわかることはほとんどありません。ですから、私の病院では心臓ドックを実施していて10種類の検査をおこないますが、普通の健康診断では、心臓に関しては心電図、レントゲン、血液検査、の3種類しか実施していません。

半年前に健康診断に行って問題がなかったのに、進行がんが見つかるケースはあとを絶ちません。

医者に診てもらうのは、病気に罹ってからでは遅すぎます。病気になる前から定期的にかかりつけ医に健康状態をチェックしてもらいながら、病気に対する知識を身につけて質問し、アドバイスを求めましょう。

自分の身は自分で守る。健康は自己責任という意識で、生活習慣を築いていってほしいと思っています。それが活力ある人生を実現する最大の秘訣です。

おわりに

病気になっても近くに病院があり、薬がもらえる。日本の医療制度は非常にすぐれた仕組みだと喧伝されています。

一方で「患者がたらい回しにされて亡くなった」「○○病院で医療ミスが起こった」といったニュースが新聞の紙面を賑わせています。

先述したように日本の医療費は年間で約38兆円です。社会問題になっている待機児童問題も、その100分の1を使えば一気に解決できます。

現在、日本で150万人の看護師さんが働いていますが、すべての給料を払ったとしても3600億円ほどしかかからないことがわかっています。それなのに、38兆円ものお金が医療費として使われているのです。

そのうち、保険料で賄えるのは約半分です。あとは国が借金をして補填しています。私が日本に帰国したとき、この事実を知って、驚愕しました。日本の医療はあり得ない形を成しているのです。

それを「また調子が悪い？　ではお薬を15種類に増やしましょう」という調子では、いずれ国が補填できる許容範囲を超えてしまうでしょう。

一般の企業は、赤字が続けば倒産し、淘汰されていきます。しかし、病院の赤字は税金で補填されます。ベッドも70パーセントが埋まっていれば御の字なのですが、60パーセント埋まっていない状況でも、医者や看護師が「忙しい忙しい」と嘆いています。

すべての病院にCT（コンピュータ断層撮影）やMRI（核磁気共鳴画像診断）を置かなくても、病院をまとめて1つか2つ置けば十分なのです。

以前、厚生労働省に働きかけたこともありましたが、焼け石に水どころか、焼け石に〝滴〟でした。だったら、私のできることは、群馬県渋川市という小さな都市から改革を促進していくことだと思っています。

効率的な医療と予防の啓蒙に力を入れて、ほんとうに必要とする人たちが医療を受けられるようにするのが我々の使命だと考えています。

本書をきっかけにして、読者の皆さんが医療の現状に対する理解を少しでも深めていただき、自らとこの国の医療制度を守るために健康増進に励んでいただけることを祈念致します。

一人ひとりが活力ある人生を過ごせば、この国の力になります。私自身も現役を続けられるように研鑽を積みながら、経験と技術と人格を兼ね備えた後進の育成にも励んでいく所存です。

最後に、出版の機会をいただきましたアチーブメント出版の青木仁志社長、塚本晴久取締役、編集の白山裕彬氏、企画からご協力いただいた栃尾江美氏（アバンギャルド）に感謝を申し上げます。

平成25年11月

南和友

【参考文献】

「日本の医療危機の真実　いまこそ求められる医療制度改革」（時事通信社）
「解病　病気から解放される生き方」「病気にならない歩き方」（共にアチーブメント出版）

[著者プロフィール]

南和友（みなみ・かずとも）

ドイツ・ボッフム大学永代教授
医療法人北関東循環器病院病院長

1946年大阪生まれ。74年京都府立医科大学卒業。76年ドイツ国費留学生（DAAD）としてデュッセルドルフ大学外科へ入局。以後30年間にわたりドイツで心臓血管外科医として活躍。84年バードユーンハウゼン心臓・糖尿病センター主席心臓外科医。89年臨床外科医教授に就任。2004年ボッフム大学永代教授に日本人としてはじめて任命される。05年から10年にかけて日本大学医学部心臓血管外科教授を務める。10年北関東循環器病院の病院長に就任。これまでにおよそ20,000例の心臓・血管・肺手術を執刀。熊本赤十字病院、一宮西病院心臓血管外科スーパーバイザーを務める。特別講演・テレビ・ラジオにも多数出演。著書に『日本の医療危機の真実』（時事通信社）、『世界のベスト医療をつくる』『こんな医療でいいですか？』（はる書房）、『解病　病気から解放される生き方』『病気にならない歩き方』（アチーブメント出版）、『人は感動するたびに健康になる』（マキノ出版）がある。

アチーブメント出版

[公式ツイッター]
@achibook

[公式フェイスブックページ]
http://www.facebook.com/achibook

蘇活力

血流をコントロールして弱った身体をよみがえらせる

2013年（平成25年）11月28日　第1刷発行
2013年（平成25年）12月9日　第2刷発行

著者――――――――南和友

発行者――――――――青木仁志
アチーブメント出版株式会社
〒141-0031東京都品川区西五反田2-1-22
プラネットビル5F
TEL 03-5719-5503／FAX 03-5719-5513
http://www.achibook.co.jp

装丁・本文デザイン――轡田昭彦／坪井朋子
編集協力――――――栃尾江美（アバンギャルド）
印刷・製本――――――シナノ書籍印刷株式会社

ISBN 978-4-905154-57-0
落丁、乱丁本はお取り替え致します。